Ulla Rahn-Huber

Heilkraft aus dem Wasser
Mikroalgen

**Mit der Blaugrünalge Spirulina und der Grünalge Chlorella
die Vitalität steigern und Krankheiten lindern**

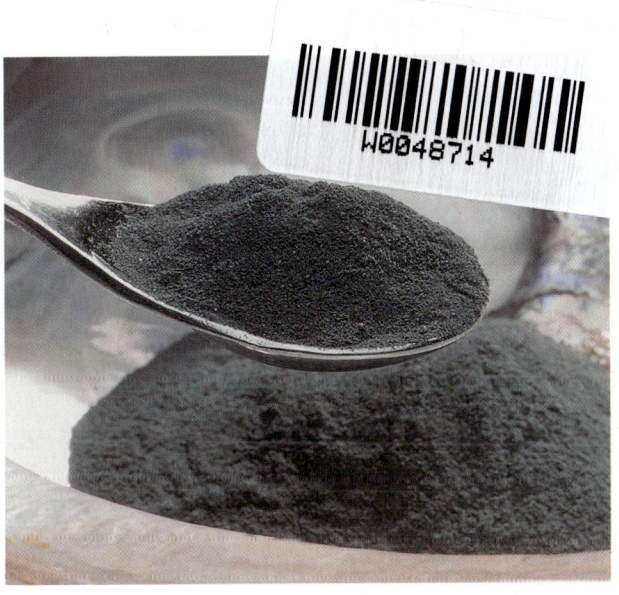

Südwest

Inhalt

*Als Gesundheits-
und Fitnessdrink
noch viel zu
unbekannt:
Mikroalgen sind
ein ideales
Nahrungs-
ergänzungsmittel.*

Äußerliche Anwendung 93

Heilen mit Mikroalgen von A bis Z

Kochen mit Spirulina: Die Mikroalge bringt nicht nur Farbe, sondern auch wichtige Biostoffe ins Essen.

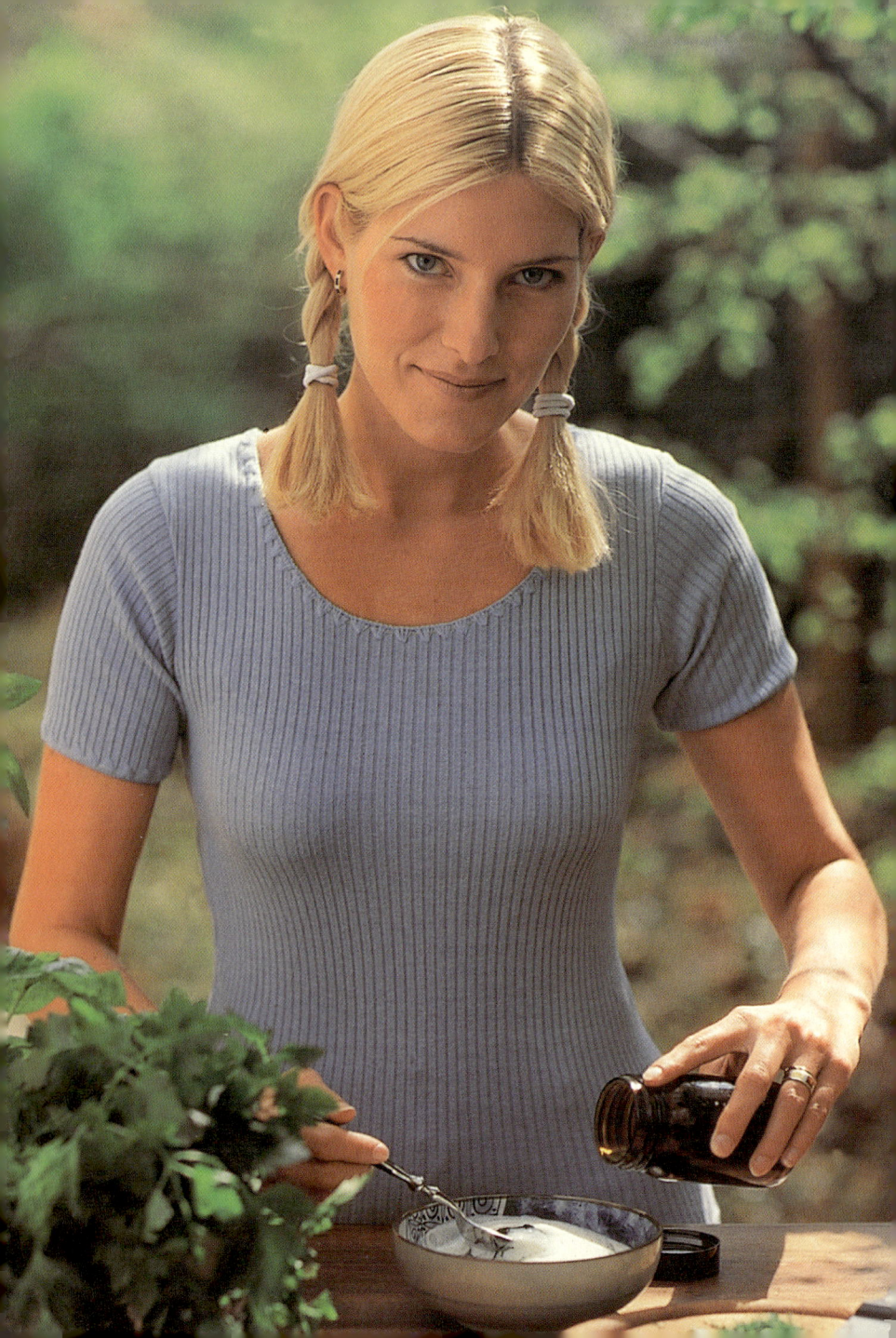

Kraftwerke im Miniformat

Inmitten unserer modernen Leistungsgesellschaft mit all ihren Neuerungen und Errungenschaften finden immer mehr Menschen zu einer ursprünglicheren, natürlicheren Lebensweise zurück. Der Trend geht hin zu gesunder Ernährung. Wir alle möchten fit sein und es bis ins hohe Alter hinein bleiben.

Um dieses Ziel zu erreichen, müssen wir unserem Körper all die Nährstoffe geben, die er braucht. Hier können gerade die Mikroalgen Hervorragendes für unseren Organismus leisten. Sie sind im wahrsten Sinn des Wortes Kraftwerke im Miniformat, denn sie beinhalten einen einzigartigen Komplex von Wirkstoffen, der die Stoffwechselfunktionen unterstützt.

Die ideale Nahrungsergänzung

Mit ihrem auffallend hohen Anteil an Eiweiß, Vitaminen, Mineralstoffen und Chlorophyll sind Mikroalgen wirksame Nahrungsaufwertung, denn sie liefern dem Körper all das, was in der üblichen Ernährung oft fehlt. In so ausgewogener und reichhaltiger Kombination wie hier kommen diese Leben erhaltenden Stoffe in keinem anderen Naturprodukt vor, und so gut wie die Natur kann kein Mensch sie je zusammenstellen. Das erklärt, warum diese Mikroorganismen unser Wohlbefinden so viel nachhaltiger stärken können als andere Nahrungsergänzungsmittel, die oftmals aus den verschiedensten Substanzen mehr oder weniger willkürlich kombiniert oder synthetisiert werden.

Entscheidend für Ihr Wohlbefinden ist weniger die tägliche Belastung als vielmehr das Maß an Energie, das Ihrem Körper zur Verfügung steht. Mikroalgen füllen die Energiedepots auf und helfen Ihnen damit, sich rundum wohl zu fühlen.

Eine Nahrungsergänzung mit Mikroalgen stärkt Vitalität und Leistungsvermögen.

Energielieferant Mikroalgen

Nicht nur für Menschen ist Spirulina geeignet, auch Katzen haben sie offenbar gern, und sie tut ihnen gut. Der Dank Ihres Hausgenossen ist freundliches Schnurren und ein glänzendes Fell.

Durch die Zufuhr von lebenswichtigen Vitalstoffen und regulierenden Substanzen aus Mikroalgen werden die Zellerneuerungs- und Ausscheidungsprozesse im Körper angeregt. Wir bekommen auf diese Weise neue Energie und werden vitaler.

Mit Mikroalgen gestärkt können Sie einen langen Tag im Büro, kräftezehrende Hausarbeit, Prüfungs- oder Arbeitsstress und sogar anstrengende Reisen sehr viel besser überstehen. Auch in Zeiten besonderer körperlicher und seelischer Beanspruchung wie in der Genesungsphase nach Krankheiten, beim Fasten oder während der Schwangerschaft und Stillzeit liefern Ihnen Mikroalgen den gerade dann so dringend benötigten Energieschub. Sogar viele Beschwerden und Krankheiten lassen sich mit diesem neu entdeckten Geschenk der Natur lindern.

Schließlich dienen Mikroalgen auch der Schönheitspflege, denn Sie können daraus natürliche Kosmetik selbst herstellen.

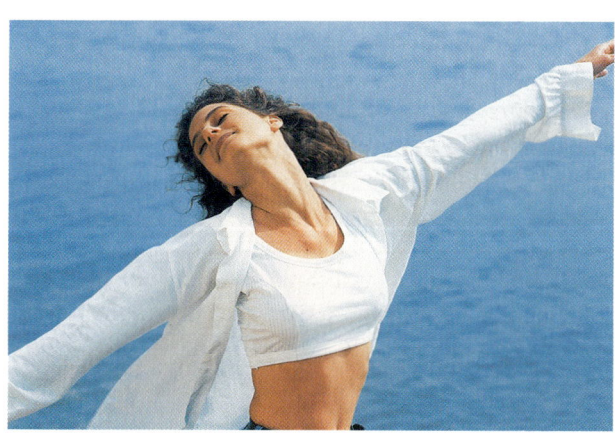

Mikroalgen sorgen für Wohlbefinden von innen wie von außen.

Kleine Geschichte der Mikroalgen

Mikroalgen sind so alt wie das Leben selbst, und sie scheinen sich vieles von ihrer urtümlichen Vitalität erhalten zu haben, die sie nun auch an den Menschen weitergeben können. Mikroalgen sind klein und unscheinbar, haben aber in der Menschheitsgeschichte immer wieder eine wichtige Rolle gespielt. Wenngleich sie bislang in der Ernährung nicht den Stellenwert erlangt haben wie ihre großen Schwestern, die Makroalgen, so haben sie dennoch immer wieder Eingang in die Kulturgeschichte, in den Legendenschatz der verschiedensten Völker und sogar in die Bibel gefunden.

Spirulina ist ein bei vielen Kulturen und Naturvölkern bewährter Eiweiß- und Nährstoffspender, dessen Bedeutung jetzt für unsere Zeit wieder entdeckt wird.

Spirulina – das biblische Manna?

Spirulina, die am häufigsten verwendete Mikroalge, ist eine sehr ungewöhnliche Vertreterin ihrer Art, zumindest was ihren Lebensraum anbelangt. Sie gedeiht in stark salzhaltigem Wasser mit einem pH-Wert von 9 bis 11, in dem jeder andere Mikroorganismus längst kapituliert hätte. Sie überlebt selbst, wenn alles Wasser verdampft ist und sie regelrecht auf dem Trockenen liegt. Unter dem Einfluss von Hitze und Trockenheit geht sie in eine Art Ruhezustand über, verfärbt sich weiß und nimmt durch die Umwandlung von Eiweiß in Polysaccharide einen süßlichen Geschmack an.

Diese Beobachtung hat Forscher zu der Vermutung geführt, dass wir es hier mit dem biblischen Manna der Israeliten zu tun haben, von dem es heißt:»Es war weiß wie Koriandersamen und schmeckte wie Honigkuchen.« Ob das biblische Manna tatsächlich getrocknete Spirulina war, sei dahingestellt. Fest steht, dass es viele Beispiele für die Verwendung von Spirulina als wichtige Nahrungsquelle seit Urzeiten gibt.

Rätsel um die Esskultur der Azteken

Seit jeher rätseln Archäologen, wie es den Azteken möglich war, eine derart hoch entwickelte, komplexe Kultur – mit einer für die damalige Zeit ungewöhnlich hohen Bevölkerungszahl – zu entfalten, ohne dass Spuren von traditionellen Eiweißquellen zu finden sind. Anders als in der Alten Welt war die Viehhaltung bei den Azteken nämlich so gut wie unbekannt.

So kamen manche Anthropologen auf die Idee, die Azteken hätten sich bei gelegentlich stattfindenden Menschenopfern durch rituellen Kannibalismus mit den notwendigen Proteinen versorgt. Da dem Menschenfleisch jedoch viele Vitamine der B-Gruppe fehlen, bildet es nicht gerade eine optimale Nahrungsgrundlage.

Im 14. Jahrhundert unserer Zeitrechnung gründeten die Azteken auf den Inseln im Texcocosee ihre Hauptstadt Tenochtitlán, das heutige Mexico City.

Mikroalgen aus dem Texcocosee

Viel plausibler erscheint die Erklärung, dass der Verzehr von Spirulina mit ihrem hohen Anteil an verwertbarem Eiweiß die Ernährungsgrundlage der Azteken bildete. Denn zur Zeit der Eroberung der mexikani-

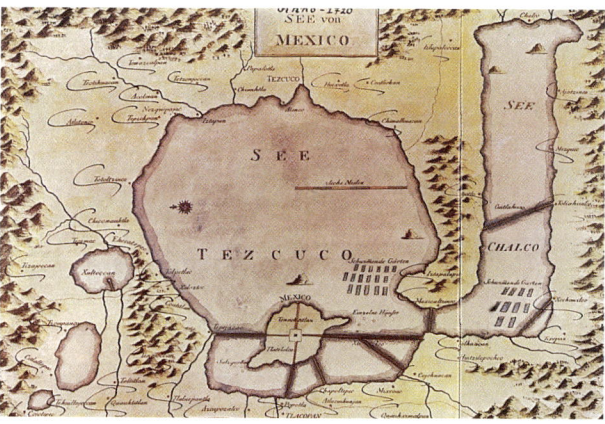

Der Texcocosee lieferte den Azteken Eiweiß in Form von Algen.

schen Hochebene durch die Spanier bildete neben Mais, Bohnen und Kürbis ein sonderbarer grüner Schaum, der von der Oberfläche des Texcocosees im Teotihuacantal geschöpft wurde, eines der Hauptnahrungsmittel der Azteken. Es handelte sich dabei offenbar um eine Form von Spirulina, die in diesem See heimisch war.

Zerstörung des aztekischen Erbes

Die spanischen Eroberer konnten nicht begreifen, warum die Azteken ihren Algenkuchen so viel Wert beimaßen und ihnen sogar magische Wirkungen zuschrieben. Auch fehlte ihnen das Verständnis für das System der Chinampas, einer Art von schwimmenden Gärten auf dem Texcocosee. Sie wussten nicht, dass die grünen Algen mehr Eiweiß lieferten, als man es je an Land produzieren konnte, und starteten ein umfangreiches Programm zur Trockenlegung von Sumpfgebieten, um größere Ackerflächen zu schaffen. Und im Zug dieser Aktion wurde der Texcocosee schließlich komplett zugeschüttet.

Mikroalgen im Reich der Mayas

Nicht nur bei den Azteken, sondern auch bei den Mayas auf der Halbinsel Yucatán spielte Spirulina in der Ernährung wahrscheinlich eine wichtige Rolle. Die Urwaldgebiete Zentralamerikas sind für eine intensive landwirtschaftliche Nutzung, wie wir sie kennen, denkbar ungeeignet. Abgeholzte und damit ungeschützte Flächen können Nährstoffe nur sehr kurz speichern, so dass man lediglich ein bis zwei Jahre darauf Ackerbau betreiben kann, bevor sie dem Urwald zurückgegeben werden müssen. Diese Art der wandernden Bewirtschaftung ist alles andere als effizient und bot wohl

Heute vermutet man, dass die Hochkultur der Azteken ohne das energieliefernde Nahrungsmittel Tecuitlatl (Spirulina) gar nicht möglich gewesen wäre.

kaum die rechte Ernährungsgrundlage für eine Hochkultur wie die der Mayas. Durch Luftaufnahmen von den betreffenden Dschungelgebieten kam man schließlich der Lösung des Rätsels ein Stück näher: Sie zeigen ein komplexes Netzwerk von Gräben, in denen mit Hilfe von Mikroalgen auf dem Weg der Photosynthese ausreichend hochwertige Nahrung für die fast zwei Millionen umfassende Bevölkerung produziert worden sein könnte.

Intellektuelle Höchstleistungen der Maya-Kultur waren die Schrift, eine sehr genaue Zeitrechnung und komplizierte astronomische Theorien.

Mikroalgen als organischer Dünger

Vor etwa 1000 Jahren fand der vietnamesische Mönch Khong Minh Khong heraus, dass Reis sehr viel besser gedieh und größeren Ertrag brachte, wenn man zwischen die Pflanzen den Wasserfarn Azolla pflanzte. Als er starb, geriet sein Wissen in Vergessenheit. Es sollte an die 700 Jahre dauern, bis die Bedeutung des Azollafarns für den Reisanbau wieder erkannt wurde. Erst im 20. Jahrhundert entdeckte man dann, dass in den Wurzeln der Pflanze eine blaugrüne Algenart angesiedelt ist, die Stickstoff aus der Atmosphäre bindet und so als natürlicher Dünger für die Reispflanzen wirkt. Über Jahrhunderte hinweg verdankten die vietnamesischen Reisbauern dem zusätzlichen Einsatz der blaugrünen Mikroalge reiche und beständige Ernten, und so konnte manche Hungersnot vermieden werden.

Mikroalgen in der Neuzeit

Spirulina wurde bereits im Jahr 1827 von dem deutschen Algenspezialisten Deuben im afrikanischen Tschadsee entdeckt und erhielt zu dieser Zeit ihren wissenschaftlichen Namen. Trotzdem rückten die Mikroalgen in unseren Breiten erst wieder während des Ersten Weltkriegs ins Blickfeld des Interesses.

Erfolglose Versuche

Im Auftrag von Kaiser Wilhelm II. suchte eine Gruppe von Wissenschaftlern damals nach Wegen, Mikroorganismen in Massenkulturen zu züchten, um so neue Nahrungsquellen zu erschließen. Dabei wurde sowohl mit einer rosafarbenen Hefeart – dem so genannten Kunstfleisch – experimentiert als auch mit der grünen Mikroalge Chlorella.

Der Erste Weltkrieg war verloren, bevor die industrielle Produktion von Mikroalgen in Gang kommen konnte, und das Projekt verschwand in der Schublade, bis es 1939 wieder hervorgezogen wurde. Diesmal wurde Professor Herder von der Universität Göttingen mit den Forschungsarbeiten betraut, und er konnte auch gewisse Fortschritte erzielen. Da aber das Forschungszentrum bei einem Bombenangriff völlig zerstört wurde, blieb die Züchtung von Chlorella im großen Stil wiederum im Versuchsstadium hängen. Nach dem Zweiten Weltkrieg gerieten die Mikroalgen in Deutschland erneut in Vergessenheit.

Beim dritten Anlauf Erfolg

Mitte der sechziger Jahre schließlich beobachtete der belgische Botaniker Jean Leonard bei einer Expeditionsreise durch die Sahara, wie die Mitglieder des Kanembustamms mit Hilfe von Strohkörben einen grünen Schaum von der Oberfläche des Tschadsees schöpften. Sie ließen diese Masse in der Sonne trocknen und formten anschließend kleine Kuchen daraus.

In der Sprache der Kanembus Dihe genannt, stellten diese Kuchen eine wichtige Nahrungsquelle dieses Stamms dar und wurden auch auf dem örtlichen Markt gehandelt. Leonard verfasste einen Bericht über seine

Mikroalgen haben als Nahrungsmittel eine lange Tradition. Das wieder erwachte Interesse der Forschung in unserer Zeit galt in erster Linie ihrem Nutzen als Protein- und Vitaminspender.

Entdeckung, der so überzeugend war, dass das französische Institut Français du Pétrole ihn zum Anlass nahm, ein Projekt zur künstlichen Kultur von Mikroalgen ins Leben zu rufen.

Der Siegeszug der Mikroalgen beginnt

Japanische Forscher um den Mikrobiologen Hiroshi Nakamura erfuhren von diesem Vorhaben und starteten detaillierte wissenschaftliche Untersuchungen. Denn angesichts rasch wachsender Bevölkerungszahlen und schwindender Nahrungsreserven suchte man in Japan, wo es wenig Ackerflächen gibt, nach anderen Ernährungsformen.

Gerade in bevölkerungsreichen Ländern wie Japan stellen Mikroalgen ein wertvolles Lebensmittel und eine sinnvolle Nahrungsergänzung dar.

Hier schien sich mit der Gewinnung von Mikroalgen eine natürliche Lösung für die problematische Ernährungssituation der rasant wachsenden Bevölkerung anzubieten. Die Forscher fanden heraus, dass die mehrzellige blaugrüne Alge Spirulina große Vorteile gegenüber ihrem einzelligen grünen Pendant Chlorella hat. Neben der leichteren Verdaulichkeit weist Spirulina vor allem eine wesentlich bessere Tauglichkeit zur groß angelegten Züchtung auf. Ihr Hauptpluspunkt besteht jedoch darin, dass sie mit einer Länge von 0,3 bis 0,5 Millimetern fast 100-mal größer ist als Chlorella. Diese Erkenntnis bedeutete, dass der Gewinnungsprozess stark vereinfacht – und auch verbilligt – werden konnte, da bei der Ernte von Spirulina keine teuren Zentrifugen nötig waren. Man brauchte nur ein feines Filtertuch, um sie aus dem Wasser zu separieren.

Mit ihren Untersuchungsergebnissen wurden Nakamura und seine japanischen Kollegen in der Folgezeit zu Pionieren der Spirulinaforschung und der Entwicklung von kommerziellen Nutzungsmöglichkeiten von Mikroalgen in Japan und in den USA.

Kultivierung der Algen in Deutschland

Parallel zu den Forschungsarbeiten in Frankreich und Japan wurden auch in Deutschland technologische Fortschritte auf dem Gebiet der Nutzungsmöglichkeiten von Mikroalgen erzielt. Hierzulande konzentrierten sich die Anstrengungen anfangs auf die Mikroalge Scenedesmus, die auch in unseren Breiten im Freiland gezüchtet werden kann.

Moderne Produktion von Mikroalgen

Wo Flamingos leben, gibt es Spirulina: An den afrikanischen Sodaseen leben Millionen dieser exotischen Vögel, die sich ausschließlich von der spiralförmigen Mikroalge ernähren. Im Schnabel der Tiere gibt es eine Art Filter, mit dem sie die winzigen Organismen aus dem Wasser fischen. Wie reichhaltig die Ausbeute ist, zeigt sich an der Farbe des Gefieders: je mehr Spirulina, desto leuchtender das Rosa.

Spirulina wächst heute noch wild in Sodaseen in Mexiko und Peru, im Tschad, in Äthiopien, Kenia und in anderen trockenen Zonen der Welt.

Kultivierung per Zufall

Dass die groß angelegte Züchtung von Spirulina ausgerechnet am Texcocosee, aus dem bereits die Azteken Mikroalgen schöpften, ein Comeback erlebte, ist gewissermaßen dem Zufall zu verdanken. 1943 siedelte sich hier die Sosa Texcoco Company an, deren Ziel die Gewinnung von Soda aus dem stark natriumkarbonathaltigen Wasser des Sees war. Die zu diesem Zweck errichteten Verdunstungsbecken erwiesen sich – zunächst sehr zum Leidwesen des Unternehmens – als optimaler Lebensraum für Spirulina. Sie wuchs so üppig, dass die Becken bald völlig zugesetzt waren. Aus dieser Not machte die Firma dann eine Tugend: Neben Soda pro-

Da die Spiral-
struktur der Alge
je nach pH-Wert
und Nährstoff-
gehalt des
Wassers zu spon-
tanen Metamor-
phosen neigt,
sind die weltweit
vorkommenden
35 Spirulinaarten
möglicherweise
Varianten ein
und derselben
Art.

duzierte sie über Jahre hinweg bis zu ihrer Schließung auch große Mengen Spirulina und rief damit die erste kommerzielle Kultivierung von Mikroalgen ins Leben.

Mikroalgenbetriebe in aller Welt

Nach dem Pionierbetrieb der Sosa Texcoco Company in Mexiko folgte um 1980 die erste Mikroalgenanlage in Taiwan. Im Verlauf der achtziger Jahre kamen weitere Betriebe in Thailand, Kalifornien und Indien hinzu. Und seit Anfang der neunziger Jahre wird auch auf Hawaii und in China verstärkt Spirulina gewonnen.

Wildernte ist out

Längst haben solche industriellen Anlagen die alte Ernteform des Abschöpfens von wild wachsendem Algenschaum abgelöst. Dass dies so ist, hat zwei Gründe: Zum einen würden die natürlichen Vorkommen kaum ausreichen, um den ständig steigenden Bedarf an der gesunden Biosubstanz zu decken. Und zum anderen gibt es da noch einen Sicherheitsaspekt: Nur unter den kontrollierbaren Bedingungen der Aufzuchtbecken können die Hersteller auch wirklich für die Wasserqualität garantieren. Anders als bei Chlorella ist bei Spiruli-

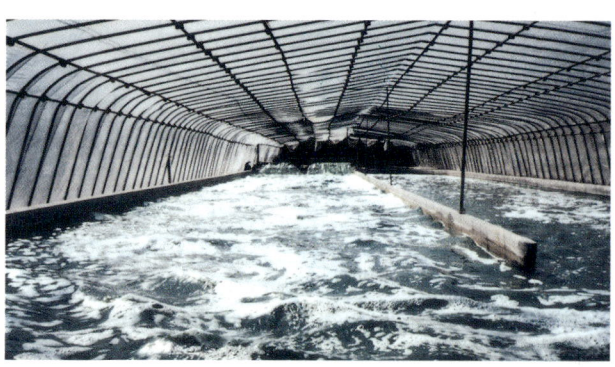

*Seit 1943
werden Mikro-
algen industriell
kultiviert.*

na zwar eine Kontamination durch Mikroorganismen auszuschließen, weil diese in dem stark sodahaltigen Ambiente ohnehin nicht gedeihen könnten, doch beide Algenarten sind vor Schadstoffen nicht gefeit. Ebenso, wie sie Mineralien aus dem Wasser aufnehmen, würden sie auch etwa vorhandene Pestizide speichern. In den Aufzuchtbecken muss die Wasserqualität folglich ständig kontrolliert werden. Manche Hersteller machen sich den Speichereffekt auch positiv zunutze. Sie versetzen das Zuchtsubstrat mit zusätzlichen Mineralien wie Selen, Chrom oder Zink, die nach der Vorverdauung und biologischen Aufbereitung durch Algen für den Menschen sehr viel besser aufschließbar sind als beispielsweise in anorganischer Form.

Umweltschutz durch Algenzucht

Mikroalgen brauchen Kohlenstoff, um wachsen zu können. Sie entziehen der Atmosphäre CO_2, verwerten den Kohlenstoff und geben den Sauerstoff wieder ab. Spirulinafarmen belasten also nicht die Luft, sondern reinigen und erneuern sie. Beim industriellen Anbau von Mikroalgen wird die Nährlösung sogar noch zusätzlich mit Kohlensäure angereichert, um das ganze Wachstumspotenzial der Algen nutzen zu können.

Zur Erntezeit wird Spirulina durch feinmaschige Filter gepumpt, während Chlorella mittels Zentrifugen separiert wird. Der so gewonnene Algenschlamm wird dann in einen Heißluftstrom gesprüht, um ihm auf diese Weise das Wasser zu entziehen. Die Algen selbst werden dabei in der Regel nicht über 55 °C erhitzt – eine Temperatur, die sie bei intensiver Sonneneinstrahlung in tropischen Breiten auch in ihrer natürlichen Umgebung verkraften müssen. Ein Verlust von Nährstoffen ist dabei weitgehend ausgeschlossen.

In Aquakulturen bei Temperaturen von 40 bis 50 °C vermehren sich die Mikroalgen besonders schnell.

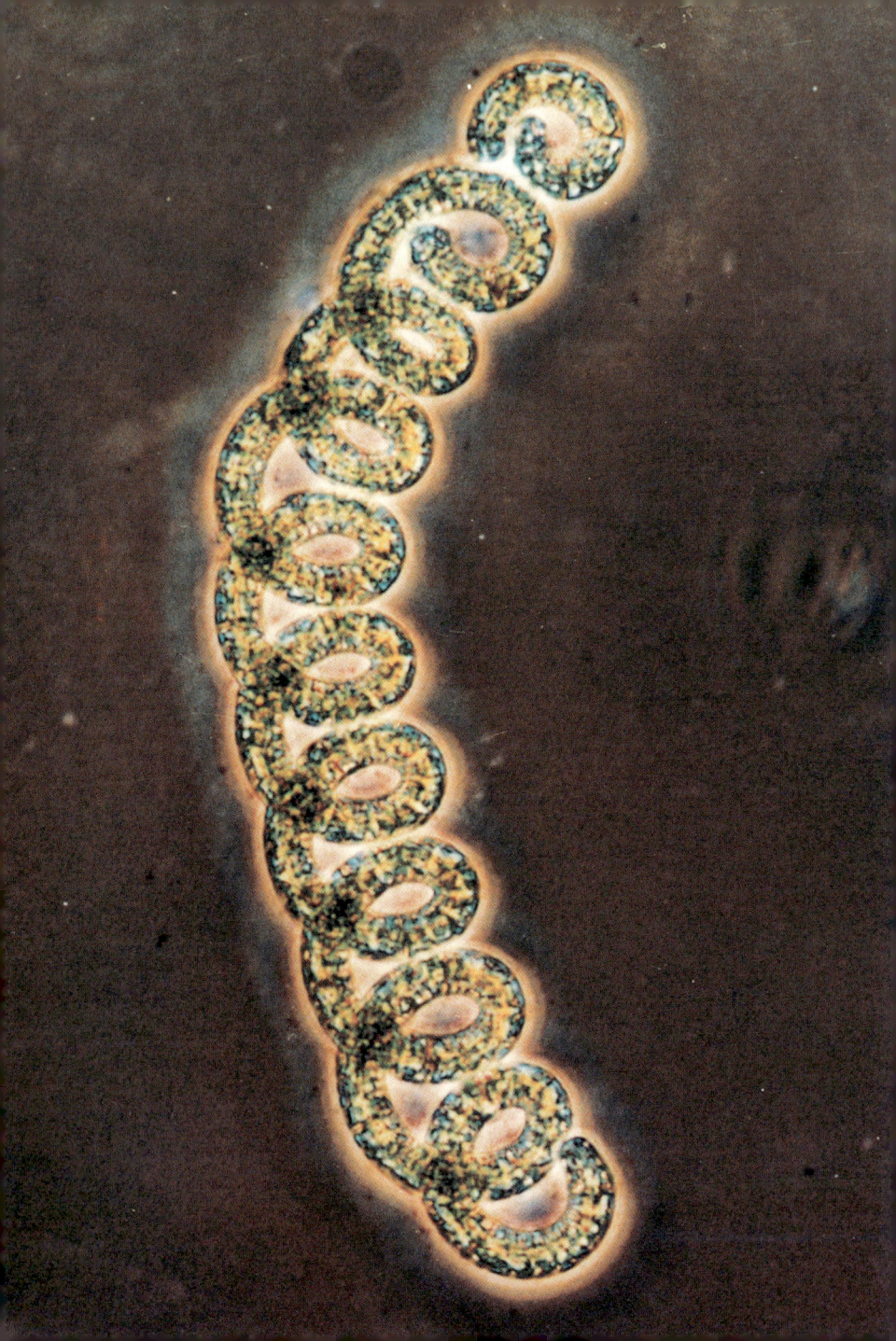

Was sind Mikroalgen?

Es gibt auf unserem Planeten über 25 000 verschiedene Algenarten, vom winzigen Einzeller bis hin zum riesigen Kelp, der eine Länge von bis zu 60 Metern erreicht. Die meisten Spezies ernähren sich vom Sonnenlicht, einige wenige jedoch leben auch von organischer Materie wie beispielsweise Bakterien. Größere Algen wie z. B. Seetang heißen Makroalgen.

Mikroalgen – so alt wie das Leben

Als sich das erste Leben auf diesem Planeten rührte, hatte es die Form einfacher, einzelliger Organismen, die in den von Wasser überfluteten Gebieten der Erde dahintrieben. Die Entwicklung komplexer Mehrzeller oder gar an Land überlebensfähiger Geschöpfe lag noch in weiter Ferne.

Unter dem Einfluss von Sonnenlicht, Wärme und Wasser gediehen die mikroskopisch kleinen Lebewesen – die Algen – prächtig und fungierten als Bioreaktoren im Kleinformat: Als Sauerstoffbildner schufen sie nicht nur die Erdatmosphäre, sondern produzierten zudem Eiweiß, Kohlenhydrate, Aminosäuren, Vitamine, Enzyme sowie alle anderen uns bekannten biochemischen Verbindungen. Sie bildeten so die Grundlage für die Entwicklung komplexerer Organismen. Während sich ringsum das Leben zu komplizierten Strukturen weiterentwickelte, blieben diese Mikroorganismen, was sie von Anfang an waren, und wandelten weiterhin Sonnenlicht in reine Nahrung um – ein Vorgang, den man als Photosynthese bezeichnet.

Was die Makroalgen angeht, so liegt ihre Stärke nicht in der Nahrungsergänzung. Vielmehr stellen sie als »Gemüse aus dem Meer« eine eigenständige Zutat der modernen, gesunden Küche dar.

Die blaugrüne Spirulinaalge trägt ihren Namen aufgrund ihrer spiralförmigen Struktur.

Nahrung aus Sonnenlicht

Auch heute noch sind Mikroalgen absolute Meister der Photosynthese: Mit einer Rate von acht bis zehn Prozent sind sie den an Land wachsenden Pflanzen wie der Sojabohne mit nur drei Prozent bei weitem überlegen. Damit sind sie ein geradezu optimaler Speicher für Sonnenlicht. So hat der bekannte Biophotonenforscher Dr. Fritz-Albert Popp bei entsprechenden Messungen in den Mikroorganismen tatsächlich jene Lichtteilchen nachgewiesen, die auf das Vorhandensein von gespeicherter Sonnenkraft deuten. Mit Hilfe der Hochfrequenzfotografie lässt sich diese Energiestrahlung optisch festhalten.

Mikroalgen im Vergleich

Im Gegensatz zu ihren großen Schwestern, den Makroalgen, sind Mikroalgen so klein, dass man sie als Einzelorganismus in der Regel nur unter dem Mikroskop erkennen kann. Es gibt eine breite Artenvielfalt von Mikroalgen, die man am einfachsten anhand ihrer Far-

Mikroalgen sind heute weitgehend erforscht und konnten so für den Menschen nutzbar gemacht werden. Sie werden für eine Vielzahl verschiedender Zwecke eingesetzt.

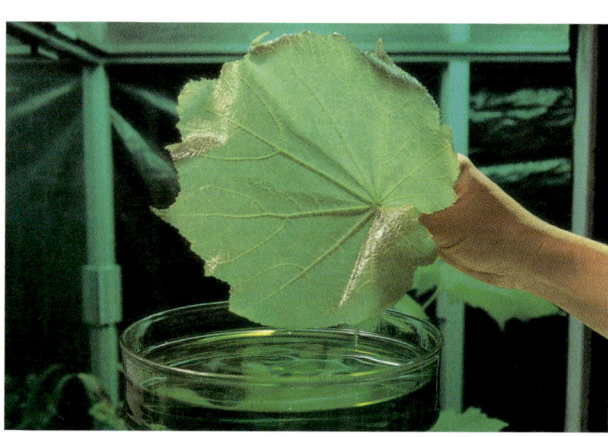

Das Grün der Pflanzen entsteht durch Chlorophyll. Der Stoff sorgt dafür, dass das Sonnenlicht in Nährstoffe umgewandelt wird.

be unterscheiden kann: blaugrüne Sorten wie Spirulina, die bekannteste unter den Mikroalgen, und Bluegreen-Algen, grüne wie Chlorella und Scenedesmus, rote wie Dunaliella, braune, violette, rosarote, gelbe und schwarze. Sie sind überall anzutreffen – im Wasser, in der Erde, auf Felsen und auf Pflanzen.

Nicht alle Mikroalgen kann man essen

Viele blaugrüne Mikroalgen können Stickstoff binden. Diese Arten sind als biologischer Dünger hervorragend geeignet, doch als Nahrungsmittel taugen sie weniger, da einige von ihnen Toxine bilden können. So ist der Verzehr von wild wachsenden blaugrünen Algen aus Süßwasserseen (z. B. Aphanizomenon oder AFA) nicht zu empfehlen.

Mikroalgen als Nahrungsergänzung

Welche positiven Auswirkungen Mikroalgen auf Gesundheit und Wohlbefinden haben, wurde nicht nur von naturheilkundlich arbeitenden Ärzten, Heilpraktikern und Ernährungsfachleuten erkannt, sondern mittlerweile auch in zahlreichen wissenschaftlichen Untersuchungen belegt. Mikroalgen sind für die menschliche Ernährung vor allem als Kostergänzung interessant. Dabei spielen die blaugrüne Spirulina und deren grüne Schwester Chlorella die Hauptrollen. Sie weisen ein besonders breites und ausgewogenes Spektrum und große Mengen von essenziellen Nährstoffen auf.

Manche Algenarten eignen sich zur biologischen Abwasserreinigung, als organischer Bodenverbesserer und zur Gewinnung von Methangas, andere dienen als Futtermittel oder als Grundstoff für die pharmazeutische Industrie.

Spirulina

Entwicklungsgeschichtlich betrachtet steht die blaugrüne Mikroalge Spirulina an dem Gabelpunkt, an dem sich das Pflanzen- vom Tierreich trennte. Sie stellt damit die ursprünglichste Form des Lebens dar, aus der sich alle weiteren Formen entwickelt haben. Die Spirale ist das Urmuster des Kosmos, das nicht nur den winzigen Mikroorganismen, sondern ganzen Galaxien als Bauplan zugrunde liegt.

Weil Spirulina im Vergleich zu den anderen Algenarten die ideale Nahrungsergänzung darstellt, beziehen sich viele der Empfehlungen und Rezepte in diesem Buch auf Spirulina.

Die Alge Spirulina hat weder Zellkern noch Zellwände, da in ihrer stark alkalischen Umgebung keine anderen Mikroorganismen überleben können und sie sich folglich nicht mit einer harten Schale vor Konkurrenten oder Feinden schützen muss.

Das Nahrungsmittel der Zukunft

Spirulina ist eine spiralförmige, sehr nährstoffreiche blaugrüne Mikroalge, die in stark alkalischen Salzseen Mittelamerikas und Ostafrikas heimisch ist. Wir haben es hier also weder mit einer Meeres- noch mit einer Süßwasseralge zu tun. Der Name »Spirulina« leitet sich vom lateinischen Wort für Spirale ab, und betrachtet man diese ungewöhnlichen Gebilde unter dem Mikroskop, so erinnern sie denn auch stark an winzig kleine Sprungfedern. Und ebenso wie in diesen steckt auch in Spirulina geballte Kraft: Dank ihrer einzigartigen Fähigkeit, qualitativ hochwertige Vitalstoffe auf sehr viel effizientere Weise zu synthetisieren als jede andere Alge, gilt sie als das Nahrungsmittel der Zukunft schlechthin.

Spirulina – das grüne Gold

Spirulina wird oft als das grüne Gold bezeichnet: Sie enthält nicht nur eine große Vielfalt von Vitalstoffen in ausgewogener Komposition, sondern ist zudem dank der fehlenden Zellwände besonders leicht verdaulich. Damit eignet sich diese Alge hervorragend als langfristige Nahrungsergänzung.

Chlorella

Chlorella ist eine einzellige Grünalge. Sie verdankt ihre Färbung dem grünen Chlorophyll. Spirulina enthält in ihrer Struktur zusätzlich blaue Phykozyaninpigmente, die für ihre blaugrüne Farbe verantwortlich sind. Der Nährstoffgehalt von Chlorella ist generell etwas geringer als der von Spirulina, sie enthält jedoch mehr Vitamin C, das wiederum in Spirulina nur in Spuren nachzuweisen ist. Chlorella wird in modernen Kultivierungsbetrieben in mit Essigsäure versetztem Süßwasser gezüchtet. Essenziell für eine gute Ernte: Die Mikroalgen müssen stets unter starker Sonneneinstrahlung gehalten werden.

Chlorella ist nur schwer verdaulich

Im Gegensatz zu Spirulina haben sich jüngere Algen wie Chlorella von der ursprünglichen Spiralform verabschiedet und als Schutz vor Feinden die schwerer aufzuschließenden harten Zellwände entwickelt, wie sie für das Pflanzenreich typisch sind. Diese harte Zellwand

Die Ernährungswissenschaft hebt heute am laufenden Band die Bedeutung gerade neu entdeckter Mikronährstoffe hervor. Die Natur aber hat von Anfang an vorgesorgt und in den Mikroalgen alle lebensnotwendigen Stoffe konzentriert.

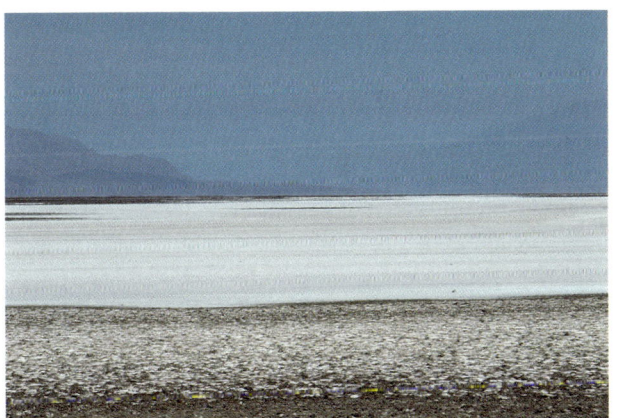

Das Gewässer, in dem Spirulina wächst, muss stark alkalisch sein, Chlorellen hingegen brauchen ein saures Milieu.

aus Zellulose ist praktisch unverdaulich. Sie kann zwar in einem mechanischen oder thermischen Verfahren aufgeschlossen werden, wird aber von manchen Menschen auf Dauer weniger gut vertragen. So kommt Chlorella für den langfristigen Verzehr eher nicht infrage und sollte als Nahrungsergänzung nur ab und zu auf Ihrem Speisezettel stehen.

Kurmäßig entgiften mit Chlorella

Die harten Zellwände von Chlorella mögen für so manchen Magen auf Dauer hart zu knacken sein, sie schließen diese Algenart aber keineswegs von der Nutzung in Ihrer Küche aus.

Aus ihrem Nachteil erwächst gleichzeitig ihr großer Vorteil: Die Zellwände verleihen Chlorella einen hohen Zelluloseanteil, der Schadstoffe im Darm bindet und so für eine zusätzliche Entgiftung sorgt. Deshalb ist diese Alge vor allem für Entschlackungskuren gut geeignet, bei denen der Körper auf sanfte Weise von seinem Ballast befreit wird.

Zu den Vorteilen von Chlorella im Rahmen einer Entschlackungskur siehe auch Seite 51f.

Bluegreen-Algen – nicht unumstritten

Neben Spirulina und Chlorella sind auch die so genannten Bluegreen-Algen – auch AFA (von der lateinischen Bezeichnung »Aphanizomenon flos aquae«) genannt – auf dem Markt. Sie kommen nur im Klamath Lake in Oregon vor, und die Anbieter führen als Verkaufsargument vor allem den besonders hohen Mineralstoffanteil ins Feld. Aber es gibt gute Gründe, auf die Bluegreen-Algen zu verzichten. Sie sind nicht nur wesentlich teurer als Spirulina und Chlorella, sondern haben, wie in der amerikanischen Presse berichtet wurde, weitere gravierende Nachteile:

▶ Sie können nicht künstlich gezüchtet werden, und damit sind die Wachstumsbedingungen nicht kontrollierbar. Mikrobiologische Verunreinigungen können also nicht ausgeschlossen werden, zumal in der unmittelbaren Umgebung des Sees große Viehweiden liegen und Verschmutzungen nicht ausgeschlossen sind.

▶ In extrem heißen Sommern wurde im Klamath Lake wiederholt die giftige Algenart Microzytis gefunden, und eine Kontamination der Bluegreen-Ernte kann nicht ausgeschlossen werden. Microzytis kann schwere Leberschäden verursachen.

▶ Unter bestimmten Bedingungen kann die AFA-Alge ein gehirnschädigendes Toxin, das so genannte Anatoxin-A, produzieren.

Bei den Blue-green-Algen scheinen die Nachteile größer als die Vorteile zu sein, so dass sie in den Empfehlungen dieses Buchs nicht berücksichtigt werden.

Was in Mikroalgen so alles steckt

Gerade der Einfachheit ihrer Struktur verdanken Mikroalgen ihre Effizienz. Es gibt weder aufwändige Sonderfunktionen noch Energieverluste. Die ganze Aktivität des Mikroorganismus ist auf eine einzige Aufgabe gerichtet: Licht in Nährstoffe umwandeln. Es gibt keine Pflanze, in der diese in so reiner und konzentrierter Form vorkommen.

Mikroalgen liefern pure Energie

Wenn Sie neben Obst, Gemüse und Getreide eine regelmäßige Nahrungsergänzung mit Mikroalgen einplanen, gibt es keinen Mangel an Eiweiß, Mineralstoffen und Vitaminen. So enthält die Mikroalge Spirulina beispielsweise 14-mal mehr Beta-Karotin als Möhren, und selbst das nach landläufiger Meinung nur im Fleisch enthaltene Vitamin B12 kann in Spirulina nachgewiesen werden.

Spirulina – der Eiweißgigant

Spirulinaalgen haben kaum stärkespeichernde Zellen und eine geringe Zellmembranverzweigung, dafür aber einen umso größeren Anteil an Ribosomen, jenen Zellkörpern, die für die Produktion von Eiweißen zuständig sind. So sind sie mit einem Eiweißgehalt von etwa 60 Prozent (je nach Wachstumsbedingungen) absoluter Spitzenreiter unter den Proteinlieferanten. Sogar die bisher führende Eiweißpflanze Soja und das angeblich so eiweißreiche Rindfleisch werden von Spirulina bei weitem übertroffen.

Besonders wertvoll wird Spirulina durch die ungewöhnliche Kombination all der Inhaltsstoffe, die auch in einer relativ vollwertigen Ernährung sonst nur sporadisch vorkommen.

Essenzielle Aminosäuren

Spirulinaeiweiß hat eine für die menschliche Ernährung besonders vorteilhafte Zusammensetzung. Es enthält alle acht so genannten essenziellen (also unbedingt lebensnotwendigen) sowie zehn weitere Aminosäuren. Die Eiweiße der meisten anderen Pflanzen sind biologisch nicht vollwertig, da ihnen in der Regel eine oder zwei der Aminosäuren fehlen. Es nützt nichts, fehlende Proteinbausteine bei nächster Gelegenheit nachzureichen, denn der Körper kann die bereits aufgenommenen nicht speichern. Er braucht sie alle auf einmal, um eine reibungslose Produktion von Proteinen, Enzymen, Botenstoffen und anderen Stoffwechselprodukten zu ermöglichen.

Eiweißgehaltvergleich

Spirulina	60–65 %	Fisch	20 %
Chlorella	50 %	Rindfleisch	18–20 %
Sojabohnen	33–39 %	Weizen	6–10 %
Eier	10–25 %	Reis	7 %

Pflanzliches Eiweiß ist gesünder

Dass pflanzliches Eiweiß wesentlich gesünder ist als tierisches, hat man bereits in den vierziger Jahren in den USA nachgewiesen: Ratten wurden bei mäßiger pflanzlicher Ernährung doppelt so alt wie bei Fütterung mit reichlich tierischem Eiweiß.

Zudem stellt die Eiweißversorgung mit Fleisch eine Verschleuderung wertvoller Ressourcen dar, denn von dem proteinreichen pflanzlichen Tierfutter könnte ein nicht unerheblicher Teil der hungernden Weltbevölkerung leben. Die pflanzlichen Proteine unterscheiden sich allerdings auch untereinander in ihrer Verdaulichkeit. So ist das Spirulinaprotein fünfmal leichter aufzuschließen als das Eiweiß der Sojabohne.

Die in den Mikroalgen enthaltenen Nährstoffe, vor allem das viele Eiweiß, könnten durchaus dazu beitragen, in Zukunft das Welternährungsproblem zu verringern.

Die essenziellen Aminosäuren

Isoleuzin

Isoleuzin sorgt für optimales Wachstum, für die Entwicklung der Intelligenz und für die Aufrechterhaltung des Stickstoffhaushalts im Körper.

Leuzin

Leuzin regt die Gehirnfunktion an und steigert die Muskelenergie.

Lysin

Lysin ist ein Baustein der Antikörper im Blut, es stärkt den Kreislauf und sorgt für normales Zellwachstum.

Methionin

Methionin ist für den Lipidstoffwechsel und die Gesunderhaltung der Leber zuständig.

Phenylalanin

Phenylalanin wird u. a. zur Produktion des Schilddrüsenhormons Thyroxin benötigt, das die Stoffwechseltätigkeit anregt.

Threonin

Threonin unterstützt die Darmtätigkeit und fördert die Verdauung.

Tryptophan

Spirulina enthält bis zu 65 Prozent Eiweiß mit allen acht essenziellen Aminosäuren. Das ist ganz besonders wichtig für Vegetarier, Rekonvaleszenten, Kinder, ältere Menschen sowie schwangere Frauen.

Tryptophan verbessert die Verwertbarkeit von Vitaminen der B-Gruppe, stärkt die Nerven und sorgt für geistige Ausgeglichenheit.

Valin

Valin sorgt für mehr geistige Frische und eine bessere Koordination der Muskulatur.

Die nicht essenziellen Aminosäuren

Neben den acht essenziellen enthält Spirulina auch zehn von insgesamt 17 nicht essenziellen Aminosäuren. Nicht essenziell bedeutet, dass der Körper sie selbst erzeugen kann, wenn ihm über die Nahrung die geeigneten Baustoffe dafür zugeführt werden. Dennoch ist es besser, wenn sie direkt zur Verfügung gestellt werden.

Alanin

Alanin stärkt die Zellwände und ist wichtig für die Eiweißproduktion.

Arginin

Arginin ist wichtig für die männliche Zeugungskraft, da 80 Prozent der Samenflüssigkeit, die die Spermien, die männlichen Keimzellen, zu ihrer Fortbewegung brauchen, aus Arginin bestehen. Außerdem wirkt es blutreinigend. Für Säuglinge ist diese Aminosäure essenziell.

Asparaginsäure

Asparaginsäure unterstützt die Umwandlung von Kohlenhydraten in Zellenergie.

Glutaminsäure

Glutaminsäure ist eine der wichtigsten Energiequellen für die Gehirnzellen, stabilisiert die mentale Verfassung und stärkt die Konzentrationsfähigkeit.
Sie dämpft interessanterweise das Verlangen nach Alkohol und wird deshalb bei der Suchtentwöhnung eingesetzt.

Glyzin

Glyzin versorgt die Zellen mit Energie und erhöht die Verfügbarkeit von Sauerstoff.

Histidin

Histidin stärkt die Nervenverbindungen, vor allem in den Hörorganen. Bei manchen Fällen von Taubheit lässt sich durch die Verabreichung von Histidin eine Besserung erzielen.

Prolin

Prolin ist eine Vorstufe der Glutaminsäure und wichtig für die Eiweißproduktion.

Serin

Serin ist wichtig für den fetthaltigen Schutzmantel von Nervenfasern.

Die Zusatzernährung mit Spirulina ergänzt Ihren Speiseplan um das komplette Aminosäurenprofil. Das macht die Verwertung des übrigen Eiweißgehalts einer Mahlzeit in vielen Fällen erst möglich – auf die Mischung kommt es an.

Das pflanzliche Eiweiß in den Mikroalgen belastet den Körper nicht mit Cholesterin. Wahrscheinlich können Mikroalgen, regelmäßig eingenommen, sogar die Cholesterinwerte senken.

Tyrosin

Tyrosin verlangsamt die Zellalterung und dämpft die Hungerzentren im Hypothalamus. Es spielt eine Rolle bei der natürlichen Haar- und Hautfärbung und verringert die Sonnenbrandneigung.

Zystin

Zystin hält die Bauchspeicheldrüse gesund und stabilisiert damit den Blutzucker- und Kohlenhydratstoffwechsel.

Fit mit Mineralstoffen

Vielleicht haben Sie auch schon einmal synthetische Vitamin- und Mineralstoffpräparate eingenommen und sich gewundert, dass die erwünschte Wirkung ausblieb. Dies liegt daran, dass der Körper mit vielen nicht organischen Substanzen nichts anzufangen weiß, weil er sie nicht erkennt oder weil diese disharmonisch zusammengestellt sind. Darüber hinaus mehren sich die Be-

Die in Mikroalgen enthaltenen Mineralstoffe können vom Körper optimal verwertet werden: Sie sorgen für Vitalität, Leistungsfähigkeit und Spannkraft.

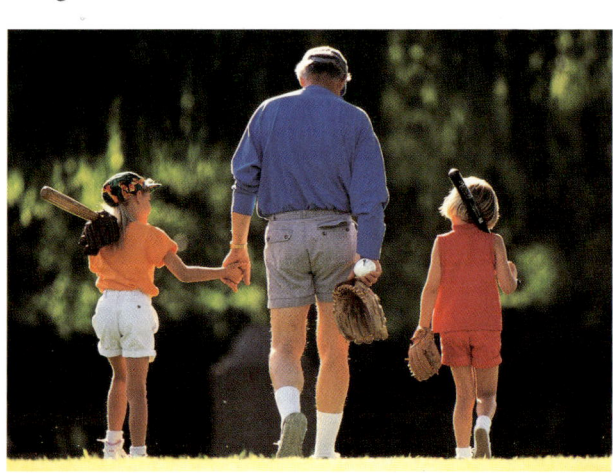

weise dafür, dass synthetische Mineralien die Aufnahme von organischen Substanzen blockieren und es damit letztendlich zu Mineralstoffmangel kommen kann.

Die Kraft aus dem Wasser

Das Wasser, in dem Spirulina gedeiht, ist außerordentlich reich an Mineralien, die in die Zellen aufgenommen und dort als natürliche, organische Strukturen eingelagert werden. Im Gegensatz zu synthetischen Präparaten können sie vom Körper leicht resorbiert werden.

Kalziumzufuhr durch Spirulina

Neben vielen anderen Mineralstoffen enthält Spirulina reichlich Kalzium. Dieses im Körper in der höchsten Konzentration vorkommende Mineral hat eine wichtige Funktion bei der Weiterleitung von Nervenreizen an die Muskulatur. Ganz besonders wichtig ist Kalzium für die Gesundheit von Knochen und Zähnen. Und weil es ein wichtiger Knochenbaustein ist, spielt dieses Mineral gerade in der Kinderernährung eine zentrale Rolle.

Aber auch für Erwachsene ist es unverzichtbar, will man nicht an Osteoporose erkranken. Diese Krankheit entsteht durch Kalziumentzug aus den Knochen und gilt heute als eine der Volkskrankheiten. Zur Vorbeugung wird immer wieder das Trinken von Milch empfohlen. Interessanterweise sind es aber gerade die Länder mit dem weltweit höchsten Milchverzehr wie die USA, Finnland, Deutschland und die Schweiz, die die höchste Osteoporoserate zu verzeichen haben. Warum?

Milch auf dem Prüfstand

Kuhmilch enthält neben Kalzium große Mengen an Phosphaten und das für den Menschen artfremde Kaseineiweiß. Unter dem Einfluss der menschlichen Ma-

Die Erkenntnis, dass Milch als Kalziumlieferant von geringerer Bedeutung ist, als bisher angenommen, soll natürlich nicht dazu führen, Milch und Käse völlig vom Speisezettel zu verbannen. Man muss nur die Vorstellung aufgeben, dass sich die Kalziumzufuhr allein über die Milch sichern ließe.

gensäure kommt es zu chemischen Reaktionen, die 50 bis 70 Prozent des in der Milch enthaltenen Kalziums binden und daher unresorbierbar machen. Da bleibt von dem viel beschworenen Kalziumreichtum der Milch natürlich nicht mehr viel übrig. Aber damit nicht genug: Das Kaseineiweiß führt zudem dazu, dass der Körper große Mengen Kalzium über den Urin ausscheidet, mehr sogar, als die Milch dem Körper zuführt.

Da Milch und Milchprodukte – außer Butter und Sahne – neben Kalzium auch viel Kaseineiweiß enthalten, sind sie letztendlich keine Kalziumlieferanten, sondern Kalziumräuber. Hunderte von wissenschaftlichen Studien haben dieses Phänomen belegt: Werden dem Körper große Mengen Kaseineiweiß zugeführt, so verliert er dadurch mehr Kalzium, als ihm mit der Nahrung zugeführt wird, wie hoch die Zufuhr auch sein mag.

Spirulina enthält kein Kaseineiweiß, sondern das wesentlich besser verträgliche pflanzliche Eiweiß. Sie liefert ebenso viel Kalzium wie die zu Unrecht so hoch gepriesene Milch.

Mineralien und Spurenelemente in Spirulina

Wie der Beipackzettel eines Multimineralpräparats liest sich die Aufstellung, was alles an Mineralstoffen und Spurenelementen in Spirulina enthalten ist.

Eisen

Eisen ist wichtig für die Bildung von Hämoglobin, dem Sauerstoff transportierenden Farbstoff der roten Blutkörperchen. Eisenmangel ist besonders bei Frauen im gebärfähigen Alter weit verbreitet.

Kalium

Kalium ist ein wichtiges Mineral, das den Elektrolythaushalt des Körpers im Gleichgewicht hält. Ein Defizit an Kalium kann zu Bluthochdruck und Muskelermüdung, im schlimmsten Fall sogar zu Nierenversagen und Herzstillstand führen.

Magnesium

Magnesium verbessert die Assimilation von Eiweiß, Vitamin C und den Vitaminen der B-Gruppe. Magnesiummangel kann Muskelkrämpfe und letztendlich auch Herzrhythmusstörungen hervorrufen.

Mangan

Mangan aktiviert gemeinsam mit Zink das enzymatische System. Es stärkt die Funktion der Neurotransmitter und wirkt stabilisierend auf den Blutzuckerspiegel.

Phosphor

Nach Kalzium ist Phosphor das im menschlichen Körper am häufigsten anzutreffende Mineral; es ist praktisch in jeder Zelle vorhanden. Gemeinsam mit Kalzium sorgt es für die Aufrechterhaltung der Knochendichte. Außerdem wird es zur Verdauung von Kohlenhydraten und zur Aufnahme der B-Vitamine Niazin und Riboflavin gebraucht.

Selen

Selen wurde ursprünglich für ein toxisches Schwermetall gehalten, doch heute hat man seine Bedeutung für die Gesundheit erkannt. Es verzögert Alterungs- und Oxidationsprozesse, fängt die so genannten freien Radikale, vermindert die Wirkung von Karzinogenen (Krebs erregenden Stoffen) und stärkt das Herz.

Zink

Zink wird für über 30 lebensnotwendige enzymatische Reaktionen gebraucht, die sich massiv auf die geistige Gesundheit, die Hautbeschaffenheit, die Funktion der Prostata und die Selbstheilungskräfte auswirken.

Besonders für diejenigen, die an einer Milchallergie leiden, stellt Spirulina eine echte Alternative zur Kuhmilch dar, denn sie enthält viele wertvolle Nährstoffe – vor allem hochwertiges Eiweiß.

Vitaminschub durch Spirulina

Neben vielen Vitaminen enthält Spirulina eine beachtliche Menge an so genannten Karotinoiden, vor allem Beta-Karotin, dem Grundstoff, aus dem der Körper das für die Augen und die Haut so wichtige Vitamin A bilden kann. Zum Vergleich: Die Mikroalge liefert 14-mal mehr Beta-Karotin als Möhren, die nach der landläufigen Meinung als Superstars unter den natürlichen Beta-Karotin-Lieferanten gelten! Synthetische Vitamin-A-Präparate sind in Verruf geraten, da Vitamin A fettlöslich ist und bei Überdosierung vom Körper nicht ohne weiteres ausgeschieden werden kann. Führt man dem Körper zu viel davon zu, kann es zu Schmerzen, Schwindel und Erbrechen kommen. Das in pflanzlicher Nahrung – also auch in Mikroalgen – enthaltene Beta-Karotin hingegen ist eine Vorstufe des Vitamin A und wird nur umgewandelt, wenn der Körper es braucht. Eine Überdosierung ist damit ausgeschlossen.

Mikroalgen sind außerordentlich reich an Mineralien und Spurenelementen, die für ein starkes Immunsystem unerlässlich sind. Die Verwertbarkeit natürlicher Mineralstoffe ist wesentlich besser als die von künstlichen Mineralstoffpräparaten.

So viele Vitamine stecken in Spirulina

Biotin

Biotin (früher Vitamin H genannt) ist ein Enzym, das für den Kohlenhydratstoffwechsel von Bedeutung ist. Bei der Assimilation bestimmter anderer Vitamine der B-Gruppe dient es als Koenzym.

Folsäure

Dieses B-Vitamin spielt bei der Hämoglobinbildung in den roten Blutkörperchen eine wichtige Rolle. Ein Folsäuredefizit führt zu Anämie, Wachstumsproblemen, Pigmentierungsstörungen der Haut und zu einem vorzeitigen Ergrauen der Haare.

Inosit

Inosit ist ein lebenswichtiger Nährstoff, der für die Funktion der Leber und die Eliminierung von Karzinogenen – insbesondere überschüssigen weiblichen Hormonen – von Bedeutung ist. Mit Cholin wird Inosit zur Bildung von Lezithin in der Leber benötigt. Nach der Nikotinsäure ist es das im Körper in der höchsten Konzentration vorkommende Vitamin. Forschungen haben außerdem ergeben, dass Inosit gemeinsam mit Biotin Haarausfall entgegenwirkt.

Nikotinsäure (Niazin, Nikotinsäureamid)

Nikotinsäure senkt anerkanntermaßen den Cholesterinspiegel. Außerdem hat diese Säure eine wichtige Funktion für die geistige Gesundheit. Sogar in der Psychiatrie wird Nikotinsäure eingesetzt: So konnte Dr. Abram Hoffer, ein namhafter Pionier der modernen Psychiatrie, mit Hilfe von Nikotinsäure erstaunliche Erfolge bei der Behandlung von Schizophreniepatienten erzielen.

Pantothensäure

Pantothensäure (Vitamin B5) gilt als Stressvitamin, da es neben Cholesterol und Vitamin C von den Adrenalindrüsen zur Erzeugung von Kortison und Steroiden benötigt wird, die bei körperlicher und geistiger Belastung ausgeschüttet werden. Führt man dem Körper zu wenig Pantothensäure zu, tritt eine allgemeine Erhöhung der Allergieneigung und Infektionsanfälligkeit auf. Ein Pantothensäuredefizit leistet damit degenerativen Erkrankungen wie Arthritis und rheumatischen Beschwerden, aber auch Geschwüren und Hypoglykämie Vorschub.

Spirulina liefert die heute so gefragten B-Vitamine, einschließlich dem seltenen Vitamin B12, sowie so genannte Antioxidanzien und sekundäre Pflanzenstoffe wie z. B. Beta-Karotin, eine Vorstufe von Vitamin A.

Vitamin B6

Vitamin B6 (Pyridoxin) spielt eine Rolle bei der Aufschließung und Assimilation von Eiweißen. Es stärkt das Herz, wirkt Ödemen entgegen und stabilisiert den weiblichen Hormonhaushalt. Dr. Carl Pfeiffer hat den Nachweis erbracht, dass Vitamin B6 in Kombination mit Zink Formen von Schizophrenie heilen kann.

Vitamin B2

Mangelzustände von Vitamin B2 kommen relativ häufig vor und können sich in Sehstörungen, tränenden Augen, Ekzemen und sogar in grauem Star äußern.

Da der Zellmantel der Spirulinaalge aus komplexen Kohlenhydraten besteht, kann der menschliche Organismus den in ihr enthaltenen Nährstoffreichtum besonders leicht aufnehmen und verwerten.

Vitamin B1

Vitamin B1 spielt im Kohlenhydratstoffwechsel eine wichtige Rolle und hält den Blutzuckerspiegel stabil. Ein Mangel führt zu Schwächezuständen, Herzstörungen und einer unzureichenden Versorgung der Zellen mit Sauerstoff. Extreme Mangelzustände sind lebensbedrohlich, denn dann wird der Organismus von nicht verstoffwechselten Kohlenhydraten überschwemmt.

Vitamin B12

Ein Mangel an diesem in pflanzlicher Kost ausgesprochen raren Vitamin kann zu perniziöser Anämie, Nervendegeneration, vorzeitigem Altern, extremer Müdigkeit und geistiger Verwirrung führen.

Vitamin E

Vitamin E stärkt das Herz und die Gefäße, unterstützt die Versorgung der Zellen mit Sauerstoff und verzögert den Alterungsprozess. Spirulina enthält mehr Vitamin E als Weizenkeime!

Ohne Enzyme läuft nichts

Wir müssten ersticken, verdursten oder verhungern, wenn nicht ständig unzählige dieser Stoffwechselkatalysatoren in unserem Körper und in unseren Organen am Werk wären.
Die Enzyme spielen eine zentrale Rolle beim Verdauungsprozess. Sie tragen zur Aufspaltung komplexer Nahrungsmoleküle bei, damit diese von den Magen-, Gallen- und Bauchspeicheldrüsensäften weiterverarbeitet werden können. Enzymreiche Kost verdaut sich sozusagen von allein und schont damit den körpereigenen Vorrat an Enzymen. Mit ihrem Reichtum an Enzymen sind Mikroalgen ein Energie- und Lebensspender der besonderen Art.

Chlorophyll – das grüne Blut

Grünpflanzen – und damit auch die Mikroalgen – haben eines gemeinsam: Sie enthalten Chlorophyll, einen für seine reinigende und entgiftende Wirkung bekannten Farbstoff. Dieser wird manchmal auch grünes Blut genannt, weil er dem Hämoglobinmolekül des menschlichen Bluts sehr ähnlich ist. Das in Mikroalgen enthaltene Chlorophyll hat ein Magnesiumion in seinem Kern, das ihm die grüne Farbe verleiht, während Hämoglobin auf Eisen aufgebaut und damit rot ist. Die positive Wirkung von Mikroalgen auf Blutmangelerkrankungen (Anämie) wird auf eben diese Ähnlichkeit zwischen Chlorophyll und Hämoglobin sowie ihren hohen Anteil an bioverfügbarem Eisen zurückgeführt. Spirulina enthält ein Prozent Chlorophyll und hat den höchsten Anteil an Chlorophyll-A, der je in der Natur gemessen wurde. Chlorella erreicht zwei bis drei Prozent, und zwar überwiegend in Form von Chlorophyll-B.

Mikroalgen liefern Vegetariern Nährstoffe, die bei einer fleischlosen Ernährung oft zu kurz kommen, wie z. B. besonders gut verwertbares Eisen und Vitamin B12.

Kleiner Einkaufsberater

Nachdem die Vorzüge der grünen Winzlinge auf den vorangegangenen Seiten ausführlich behandelt wurden, stellt sich die Frage, wo man hochwertige Spirulina und Chlorella bekommt und was beim Kauf zu beachten ist. Es gibt eine Reihe von Anbietern auf dem deutschen Markt, und viele Apotheken, Reformhäuser und Bioläden haben inzwischen Mikroalgen im Sortiment. Auch auf Gesundheitsmessen wird mit entsprechenden Produkten geworben, und so hat man als Käufer die Qual der Wahl. Gibt es tatsächlich Qualitätsunterschiede? Und wenn ja, wie kann man herausfinden, welches Erzeugnis das beste ist? Sich auf die Informationen in aufwändigen Hochglanzprospekten zu verlassen, ist sicher nicht sinnvoll. Und der Preis ist auch kein zuverlässiges Kriterium, wenngleich von Billigprodukten in der Regel abzuraten ist.

So finden Sie beste Qualität

Qualitativ hochwertige Produkte bieten die Spezialisten unter den Mikroalgenvertreibern an. Also jene Firmen, die sich seit Jahrzehnten mit Spirulina und Chlorella befassen und auf einen reichen Erfahrungsschatz zurückgreifen können. Sie beziehen ihre Ware in der Regel von nur einem Hersteller, der ihnen gleichbleibende optimale Anbaubedingungen garantiert. Das hat natürlich seinen Preis. Für große Firmen hingegen sind Mikroalgen ein Erzeugnis unter vielen. Um dessen Preis niedrig zu halten, kaufen sie meist dort ein, wo es gerade am günstigsten ist – da kann die Qualität sehr unterschiedlich sein.

Verschiedene Qualitätskriterien

● Dass sich die Qualität des Wassers im Zuchtbecken direkt auf die Qualität der Algen auswirkt, liegt auf der Hand: Schwermetalle und Pestizide werden von den Mikroorganismen ebenso aufgenommen wie die im Wasser enthaltenen Mineralien und Spurenelemente. Hier lohnt sich auf jeden Fall ein genauer Blick in die Produktinformation.

● Achten Sie auch auf den Aschegehalt. Er sollte bei höchstens sieben bis acht Prozent liegen. Alles, was darüber hinaus geht, belastet die Nieren.

● Manche Hersteller strecken das wertvolle Algenpulver mit Stärke,

Apfelpektin oder anderen preiswerten Füllstoffen. Solche Produkte sollten Sie lieber im Regal stehen lassen.

• Es ist interessant zu wissen, dass nicht alle Anbieter ihre Hausaufgaben machen: Laboranalysen sind teuer, und so schreiben viele nur ab, was sie bei anderen gelesen haben. Finden Sie im Prospekt einer Firma also Hinweise auf eigene Analysen, so ist das immer ein gutes Zeichen.

Auf die Verpackung kommt es an

Bis zur Ernte brauchen die grünen und blaugrünen Mikroorganismen jede Menge Licht – nach der Ernte aber sollten sie möglichst wenig davon abbekommen.

Lichtundurchlässiges Glas oder Blech ist da der beste Schutz. Deshalb werden Mikroalgen in der Regel in dunklen, lichtgeschützten Glas- und Blechbehältern angeboten.

Hände weg von Kunststoff

Manchmal werden Mikroalgen auch in Kunststoffdosen verkauft. Dadurch leiden aber die wertvollen Inhaltsstoffe, denn Sauerstoff ist ein sehr kleines Molekül, das einfach durch den Kunststoff »hindurchschlüpft«. Zu erkennen ist dies in erster Linie an einer Farbveränderung: Baut sich das Chlorophyll

nämlich ab, so verliert das Grün an Intensität. Doch nicht nur das Chlorophyll nimmt Schaden: Binnen 30 Tagen in der Kunststoffdose haben sich fast 50 Prozent des natürlichen Beta-Karotins in nichts aufgelöst. Verdorben sind die Algen dann zwar nicht, doch sie haben einiges an Vitalkraft eingebüßt.

Schönheit kostet extra

Solange die oben beschriebenen funktionellen Merkmale stimmen, ist es den Kraftpaketen aus dem Wasser relativ egal, wie die Verpackung aussieht. Aufwändige Glasgestaltung, edle Umverpackungen etc. verteuern das Produkt nur unnötig. Kaufen Sie lieber Schlichtgläser, in denen fürs gleiche Geld mehr Spirulina oder Chlorella drin ist.

Praktisch für die Reise

Manche Anbieter haben neben Gläsern in unterschiedlichen Größen auch handliche Reisepackungen im Programm, die in jede Handtasche passen. Diese sind ausgesprochen praktisch für alle, die viel unterwegs sind, denn gerade auf Reisen empfiehlt es sich, zwischendurch immer mal wieder ein paar Tabletten zu schlucken oder zu lutschen, um die Energiedepots aufzufüllen. Die Reisepackungen sind im Vergleich meist wesentlich teurer als die Normalware. Doch betrachten Sie das Ganze einfach als eine einmalige Investition: Füllen Sie die leere Dose immer wieder auf, anstatt sie wegzuwerfen.

So lagern Sie die Algen richtig

Im verschlossenen, nicht angebrochenen Behälter sind Mikroalgen im Prinzip unbegrenzt haltbar. Und bewahrt man diesen nicht auf dem Fensterbrett in praller Sonne, sondern lichtgeschützt auf, so bleiben die im Pulver oder in den Tabletten enthaltenen Vitalstoffe auch nach Anbruch über lange Zeit hinweg erhalten. Die größten Feinde von Spirulina sind Licht und Feuchtigkeit. Sie sollten daher darauf achten, das Glas nach dem Verbrauch sofort wieder zu verschließen und nicht in der prallen Sonne stehen zu lassen. Der beste Lagerplatz für Mikroalgen ist der Kühlschrank, eine dunkle und kühle Vorratskammer oder zumindest ein geschlossener Küchenschrank.

Darreichungsformen

Mikroalgen sind in folgenden fertigen Gebrauchspackungen im Handel erhältlich: Spirulina wird als Pulver, in Tablettenform, als Kapseln und als Bestandteil von Schönheitspflegeprodukten angeboten. Chlorella gibt es als Pulver und in Tablettenform. Mikroalgenpulver ist nicht etwa gemahlen. Vielmehr handelt es sich um unzählige winzige Einzelorganismen, die mit extrem engmaschigen Sieben aus dem Wasser gefischt und dann sprühgetrocknet werden. Was zurückbleibt, ist ein staubfeines dunkelgrünes Pulver.

Erkennungstest

Um die Qualität von Spirulina und Chlorella zu prüfen, lassen Sie sich am besten vor dem Kauf von mehreren Anbietern Probepackungen geben oder schicken. Damit machen Sie folgenden Test:

● Rühren Sie einen Esslöffel Pulver oder ein paar zerstoßene Tabletten in ein Glas kaltes Wasser ein.

● Lassen Sie die Mischung über Nacht stehen.

● Der nächste Morgen zeigt die Qualität: Hochwertige, reine Algen riechen frisch und grasig – minderwertige stinken geradezu widerlich!

Mikroalgen auf Vorrat?

Kaufen Sie ruhig auf Vorrat ein. Die gute Lagerfähigkeit, der hohe Nährstoffgehalt und die ausgezeichnete Verdaulichkeit von Spirulina machen diese zu einem idealen Notvorrat. Bei der Einlagerung von größeren Mengen sollten Sie die Algen allerdings turnusmäßig durch neue ersetzen. Weitere Vorteile von Großpackungen: Sie sind wesentlich preiswerter als die kleinen und belasten die Umwelt nicht unnötig mit Müll.

Spirulina plus

Neben den Basisprodukten bieten manche Hersteller als Spezialität zusätzlich Präparate mit einem erhöhten Anteil an bestimmten Mineralien an, die dem Wasser in den Kultivierungsbecken zugesetzt werden und sich im natürlichen Wachstumsprozess an bestimmte Eiweißbausteine der Mikroalgen binden.

In dieser organischen Form haben solche Mineralstoffe eine wesentlich bessere Bioverfügbarkeit als in den sonst üblichen anorganischen Präparaten. Gerade zum Ausgleich eventueller Nährstoffmängel sind solcherart angereicherte Algen den ursprünglichen Formen noch ein bisschen überlegen. Im Handel sind folgende Produkte erhältlich:

- Spirulina plus Selen, das vor allem wegen seiner antioxidativen und das Immunsystem stimulierenden Wirkung bedeutsam ist und bei der Aktivierung der Schilddrüsenhormone eine wichtige Rolle spielt.

- Spirulina plus Chrom, das für einen gut funktionierenden Kohlenhydrat-, Fett- und Eiweißstoffwechsel unabdingbar ist und auf Zellebene an der Bildung der Ribonukleinsäure Anteil hat.

- Spirulina plus Zink, das im ganzen Körper gebraucht wird und u. a. an über 200 Enzymfunktionen beteiligt ist. Gleichzeitig schützt Zink vor Schädigungen durch freie Radikale und Schwermetalle.

Pur ist besser

Abgesehen von solchen Spezialprodukten, die optimal auf besondere Nährstoffbedürfnisse zugeschnitten sind, sollten Sie beim Einkauf lieber zu den puren Mikroalgen greifen. Die kleinen blaugrünen oder grünen Kraftpakete sind an sich schon relativ teuer – und enorm gesund. Werden sie mit billigeren Extrakten aus Gräsern oder anderem Grüngemüse kombiniert und als besonders wirkungsvolles »Green Food« verkauft, so profitiert oftmals der Hersteller davon mehr als der Kunde.

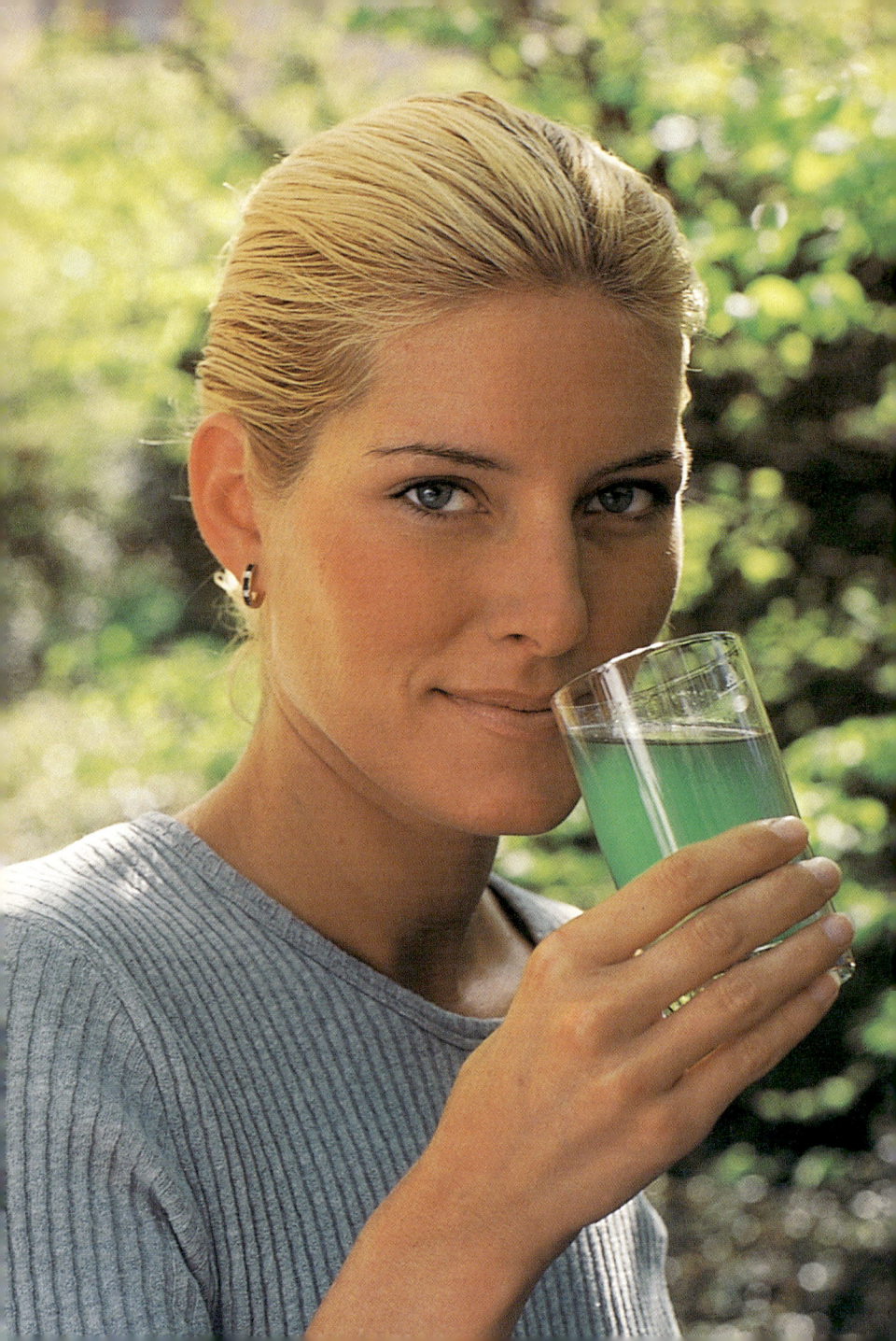

Mikroalgen und Ernährung

Je weiter oben in der Nahrungskette ein Lebensmittel angesiedelt ist, desto mehr ist es mit Schadstoffen belastet: Mit jedem Grashalm, den eine Kuh neben der Autobahn frisst, nimmt sie Umweltgifte in ihren Körper auf und speichert diese in ihrem Gewebe. Essen wir das Fleisch dieser Kuh, so nehmen wir damit die konzentrierte Ladung dieser Schadstoffe in uns auf.

Mikroalgen stehen als Ursubstanz des gesamten Pflanzenreichs ganz am Anfang der Nahrungskette. Die Mikroalgen im Meer, auch Phytoplankton genannt, sind so reich an Vitalstoffen, dass selbst riesige Artgenossen wie die Wale von nichts anderem als diesen Winzlingen leben.

Nahrungsergänzung – wann und wie?

Gehören Sie auch zu den vielen Menschen, die ständig unter Dauerstress stehen? Fühlen Sie sich irgendwie ausgelaugt – nicht richtig krank, aber auch nicht richtig gesund? Oder hat Sie vielleicht die Frühjahrsmüdigkeit gepackt? Dann ist es Zeit für einen Energieschub! Eine Nahrungsergänzung mit Mikroalgen sichert die Versorgung mit natürlichen Nährstoffen, durch die Leistungskraft und Vitalität nachhaltig gestärkt werden.

Mikroalgen zur Vor- und Nachbehandlung

Um Nährstoffdefiziten erst gar keine Chance zu geben, empfiehlt es sich, die Mikroalgen in die tägliche Ernährung einzubauen. Und bei akuten Anlässen können die

Das Haupteinsatzgebiet von Mikroalgen liegt in der Nahrungsergänzung und -aufwertung. Darüber hinaus können sie bei manchen Krankheiten geradezu als Medizin wirken.

In Wasser gelöste Mikroalgen geben Kraft und Energie.

Gesundheit für Gestresste: Die Einnahme von Spirulina mindert die Folgen einer ungesunden Lebensweise.

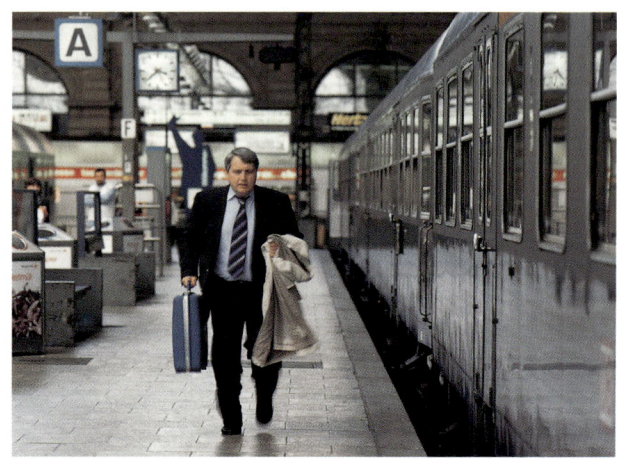

kleinen Kraftspender aus dem Wasser oft das Schlimmste verhindern: Wenn wieder einmal ringsum die Grippe grassiert, ist die Einnahme von Spirulina eine gute – und natürliche – Prophylaxe. Auch wenn Sie nach einer überstandenen Krankheit oder Operation körperlich geschwächt sind, kann die Zufuhr von zusätzlichen Vitalstoffen mit Spirulina sinnvoll sein.

Ein besonderer Tipp: Nehmen Sie ein paar Tabletten Spirulina, wenn Sie zu viel Kaffee getrunken haben. Auch die Folgen von Alkoholkonsum können durch einige Mikroalgentabletten gemildert werden.

Mikroalgen für Eilige

Eigentlich wissen Sie ganz genau, was gut für Ihr Wohlbefinden ist: eine ausgewogene Ernährung, viel Schlaf, Spaziergänge an frischer Luft, regelmäßig Sport, viel Entspannung. Wenn da bloß nicht die leidige Zeitfrage wäre! Jede zusätzliche Anstrengung erscheint Ihnen als Belastung, und am Ende lassen Sie es lieber ganz bleiben. Gerade in solchen Zeiten, in denen Sie viel um die Ohren haben, sind Mikroalgen besonders wichtig für Ihr Wohlbefinden. Und auch wenn Sie es eilig haben: Auf die Vorteile der kleinen Powerpakete brauchen Sie nicht zu verzichten, denn Sie können sie einfach in

Tablettenform schlucken. Als natürlicher Verbund von gesunden Inhaltsstoffen sind Mikroalgen allemal besser als jedes künstliche Produkt. Und sie auf diese Weise zu verzehren, erfordert nun wirklich keinen großen Aufwand.

So nehmen Sie die Tabletten richtig ein

Werden Mikroalgen in Tablettenform genommen, dauert der Verdauungsvorgang etwas länger als bei der Einnahme von Pulver, so dass die Wirkung zwar etwas verzögert, damit aber auch länger anhaltend wird. Um den Energieschub schneller zu spüren, kann man die Tabletten auch lutschen. Dies ist aber nicht unbedingt vor dem Rendezvous mit dem Traumprinzen oder der Traumprinzessin angesagt, denn die Mundwinkel verfärben sich dabei schrecklich grün! Doch keine Angst: Die Farbe verschwindet nach kurzer Zeit von selbst wieder. Eine gesundheitsgefährdende Überdosierung ist übrigens nicht möglich, wenn auch die Anbieter von Algenpräparaten eine obere Grenze von 40 Gramm am Tag angeben. Die allgemein empfohlene Tagesdosis von drei Gramm kostet etwa 1 DM.

Aufgrund der hohen Verwertbarkeit der in den Mikroalgen enthaltenen Nährstoffe scheinen sich die therapeutischen Erfolge schon bei einer Tagesdosis von etwa drei Gramm einzustellen. Die Dosis kann unbedenklich erhöht werden.

Wie Sie lästige Verfärbungen verhindern

● Spirulina ist hygroskopisch, d. h., sie zieht Wasser an und klumpt. Kaut man Spirulinatabletten, geschieht dies ausgerechnet in den Ritzen zwischen den Zähnen, also dort, wo man mit der Bürste am schlechtesten hinkommt. Es dauert eine Weile, bis sich die Verfärbung wieder auflöst.

● Also besser nur schlucken oder lutschen – es sei denn, man hätte ein Faible für grünes Monsterlächeln.

Spirulina auf Reisen

Ganz gleich, aus welchem Anlass und mit welchem Verkehrsmittel man reist, anstrengend ist es allemal. Das Essen unterwegs ist dabei nur selten dazu angetan, dem Körper die Energie zu spenden, die er braucht: Pappige Schnellgerichte in der Autobahnraststätte und labberige Flugzeugeinheitskost füllen zwar den Magen, doch von Vitalstoffen ist darin nicht mehr viel enthalten. Sogar das allerbeste selbst zubereitete Picknick schmeckt nach stundenlangem Stop-and-go über staubige Straßen so, wie es aussieht.

Spirulina im Reisegepäck liefert die nötige Energie, um die Staus bis zum Urlaubsziel durchzuhalten. Das bedeutet jedoch nicht, dass Sie auf Pausen verzichten sollen!

Wenn Sie lange Zeit oder oft unterwegs sind, liefern Mikroalgen dem Körper in konzentrierter Form das, was er gerade dann so nötig hat. Dafür haben verschiedene Anbieter Spirulinatabletten in praktischen Reisepackungen im Sortiment. Speziell für staugeplagte Autofahrer auf dem langen Weg gen Süden: Nehmen Sie stündlich eine Tablette ein, das füllt verbrauchte Kraftreserven besser auf als jeder Schokoriegel.

Sonnenschutz

Spirulina ist reich an Beta-Karotin, jenem orangegelben Pigment, das schädliche UV-Strahlung abwehrt und daher als wirksamer Sonnenschutz für die Haut bekannt ist. Auch die ebenfalls reichlich enthaltene Aminosäure Tyrosin verringert die Sonnenbrandneigung.

Vor einer Reise in südliche Gefilde empfiehlt sich daher eine Spirulinakur: Nehmen Sie ab etwa 2 bis 3 Wochen vor Urlaubsbeginn 3-mal täglich statt normalerweise 2 nunmehr 5 Tabletten Spirulina ein. Auch wer regelmäßig Spirulinapulver bei der Nahrungszubereitung verwendet, sollte sich in dieser Zeit zusätzlich 3-mal täglich 2 Tabletten gönnen.

Kraftnahrung für Sportler

Sie müssen weder Olympionike noch Bodybuilder sein, um von den Vorteilen der Mikroalgen zu profitieren. Auch Hobbysportlern geben sie verbrauchte Energie sofort zurück – jedoch ohne dem Körper all die anderen Ingredienzien zuzumuten, die ein Fitnessriegel enthält.

Sportlich fit mit Spirulina

Wer Höchstleistungen erbringen will, braucht Extra-kraft. Da normale Lebensmittel längst nicht mehr so viel Nährstoffe enthalten wie früher, boomt der Markt mit so genannten Energyprodukten. Diese sind jedoch für den Organismus immer nur zweite Wahl. Viele Sportler schwören auf Mikroalgen als natürliche Energielieferanten und zur Unterstützung der Ausdauer. Auch Bergsteiger und Mountainbiker haben idealerweise immer ihre Spirulinatabletten im Gepäck, da diese weniger wiegen, aber mehr Kraft spenden als konventionelle Nahrungsmittel.

Leistungssportler nehmen täglich bis zu 30 Gramm Spirulina, bevorzugt in Pulverform, zu sich. Pulver ist leichter verdaulich, und die Nährstoffe stehen dem Stoffwechsel dadurch schneller zur Verfügung.

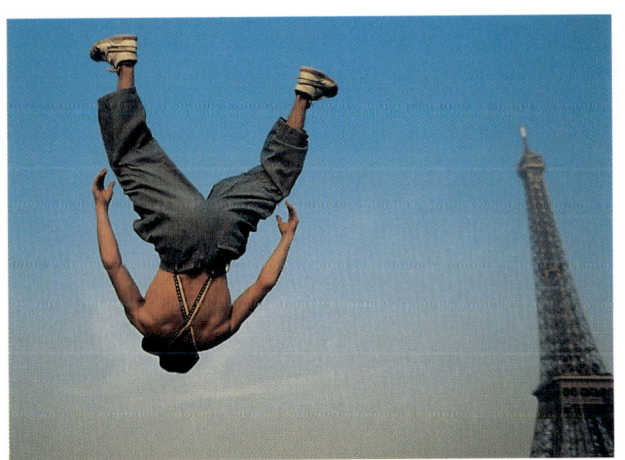

Natürlich macht Spirulina aus Ihnen nur dann einen Höchstleistungssportler, wenn Sie das Ihre dazu tun: Fangen Sie Ihre sportliche Karriere doch mit Jogging oder Radfahren an.

Profisportler schwören auf Spirulina

Profisportler haben längst die Vorteile der blaugrünen Algen entdeckt. Weltklasseathleten nehmen schon seit längerem Spirulina zur Leistungssteigerung ein, und die Trainer berichten, dass sich seit der Einführung der Nahrungsergänzung die Regenerationsphasen nach dem Training und auch nach Verletzungen verkürzt hätten und eine deutliche Verbesserung der Immunabwehr zu beobachten sei. Leistungssportlern schenkt die Mikroalge also ein nicht zu vernachlässigendes Stück Vorsprung vor der Konkurrenz.

Je mehr Fleisch wir essen, desto höher steigt unser Adrenalinspiegel. Der Körper reagiert mit Stresssymptomen. Wir können keine innere Ruhe finden, fühlen uns angespannt und sind ständig auf dem Sprung.

Spirulina als Fleischersatz

Noch nie ist in unserem Land so viel Fleisch verzehrt worden wie heute. Kam früher in den meisten Familien allenfalls am Sonntag ein Braten auf den Tisch, sind Fleisch und Wurst mittlerweile zur Alltagskost geworden. Gemüse und Salate werden oft in ein trauriges Beilagendasein verbannt.

Die sich mehrenden Medienberichte über skandalöse Verhältnisse in der Massentierhaltung und bei Tiertransporten, die BSE- und Schweinepestgefahr sowie die zunehmende Hormon- und Antibiotikabelastung im Fleisch lassen jedoch viele Menschen aufhorchen und nach Ernährungsalternativen suchen. Die Gelegenheitsvegetarier sind auf dem Vormarsch!

Spirulina und Fleisch im Vergleich

Viele Menschen würden öfter auf Fleisch verzichten, wenn da nur nicht die Frage nach dem Eiweiß und dem seltenen Vitamin B12 wäre, das – so die landläufige Meinung – nur im Fleisch zu finden ist. Und eben hier bietet

Spirulina eine echte Alternative. Die Alge enthält nicht nur etwa 60 Prozent Eiweiß, sondern zudem auch eben dieses Vitamin B12 – mehr sogar als Rinderleber, die bislang als die Hauptquelle galt. Bringen Sie also getrost öfter mal ein Mikroalgengericht statt Fleisch auf den Tisch – mit genauso viel gesundem Eiweiß und Vitamin B12, dafür garantiert ohne BSE-Gefahr und Hormonbelastung!

Auch für die Mineralstoffe ist gesorgt

Wenn Sie neben einer regelmäßigen Nahrungsergänzung mit Mikroalgen auch reichlich Obst, Gemüse und Getreide auf Ihrem täglichen Speiseplan stehen haben, kann es nicht zu einem Mangel an Mineralstoffen und anderen lebenswichtigen Vitaminen kommen. Und sogar das in vegetarischer Nahrung ebenfalls rare Eisen können Sie sich gut über eine solche Nahrungsergänzung zuführen.

Sie dürfen also ohne Bedenken weniger Fleisch essen oder ganz darauf verzichten – mit Spirulina als gesundem Fleischersatz.

Reichlicher Fleischverzehr fördert die Übersäuerung des Organismus. Spirulina bietet sich als rein basische Nahrungsergänzung an, um das Säure-Basen-Gleichgewicht wiederherzustellen.

Dosierungsempfehlungen

- Für eine dauernde Nahrungsergänzung sollten Sie 3-mal täglich 2 bis 3 Tabletten Spirulina vor den Mahlzeiten mit etwas Wasser einnehmen.
- In Zeiten besonderer Beanspruchung können Sie auch zwischendurch öfter mal eine Spirulinatablette lutschen oder schlucken.
- Zur Kuranwendung empfiehlt sich eine Dosis von 3-mal täglich 5 Tabletten Spirulina oder Chlorella. Die Algen sollten dabei etwa 1 Stunde vor den Mahlzeiten mit etwas Wasser eingenommen werden.

Kuren mit Mikroalgen

Jeder braucht ab und zu einmal Urlaub – auch unser Körper! Während unsere Seele ihren Erholungsbedarf signalisiert, indem sie uns, je nach den persönlichen Vorlieben, Träume von Südseepalmen, einsamen Badestränden oder Bergeshöhen eingibt, meldet sich unser Körper in seiner eigenen Sprache: mit physischen Symptomen. Wir können nachts nicht mehr richtig schlafen oder kommen morgens kaum noch aus dem Bett; mal plagt uns hier ein Zipperlein und mal dort; Kopfschmerzen stellen sich ein, die Schultern sind verspannt, und wenn wieder einmal die Grippe grassiert, gehören wir zu ihren ersten Opfern.

Den Blick in den Spiegel vermeiden wir in solchen Zeiten tunlichst, denn das blasse, fahle Gesicht, das uns da entgegenschaut, wirkt nicht gerade positiv aufs Gemüt! Dass wir angegriffen sind und dringend Erholung brauchen, ist offensichtlich, doch leider ist der nächste Urlaub oft noch in weiter Ferne. Da bleiben uns zwei Möglichkeiten: weitermachen wie bisher oder etwas tun – beispielsweise Kuren mit Spirulina.

Menschen, die ihre Nahrung mit Algenpräparaten ergänzen, berichten u. a. über gesteigerte Leistungsfähigkeit, geringere Stressanfälligkeit, verbesserte Konzentrationsfähigkeit und insgesamt mehr geistige Klarheit.

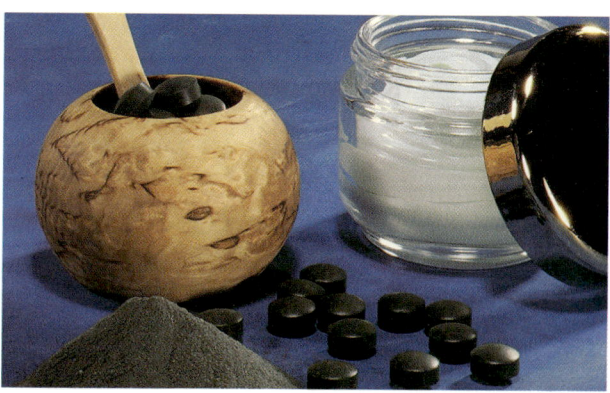

Mikroalgen gibt es in verschiedenen Darreichungsformen: als Tabletten oder als Pulver.

Energieschub mit Mikroalgen

Wenn Ihr Allgemeinzustand angegriffen ist, hat das in der Regel einen Grund: Sie waren einfach nicht gut zu Ihrem Körper. Zu wenig Schlaf und Bewegung, ein zu hektisches Leben, eine unausgewogene Ernährung. Umweltgifte tragen ein Übriges dazu bei, dass Sie sich unwohl fühlen oder gar krank werden. Mikroalgen können hier eine echte Hilfe bieten. Sie geben dem Körper nicht nur all das, was er gerade in dieser Zeit so dringend braucht, sondern sie haben zudem eine entgiftende Wirkung. Anders als andere Mittel zur Ausleitung von Schadstoffen schwemmen sie keine Mineralien und Spurenelemente aus, sondern führen dem Körper zusätzliche Vitalstoffe zu. Besonders in Phasen großer Belastung ist Ihr Organismus für diesen Extraenergieschub dankbar.

Chlorella enthält zwar insgesamt etwas weniger Nährstoffe als Spirulina, ist aber reicher an Vitamin C.

Die Chlorellakur

Um sich die reinigende Wirkung der Mikroalgen besonders intensiv zunutze zu machen, empfiehlt sich neben dem regelmäßigen täglichen Verzehr auch eine spezielle Kuranwendung. In diesem Zusammenhang kommen erstmals auch die Vorteile von Chlorellaalgen zum Tragen: Die normalerweise eher störenden, schwer verdaulichen Zellwände der Alge werden in einem mechanischen oder thermischen Verfahren aufgeschlossen. Was zurückbleibt, ist ein sehr hoher Anteil an Zellulose. Diese ist nicht nur ein äußerst wichtiger Ballaststoff, der die Verdauung richtig auf Trab bringt, sondern er saugt zudem die im Darm befindlichen Schadstoffe ähnlich wie ein Schwamm auf. Zur kurmäßigen Reinigung des Ausscheidungstrakts ist die Chlorellaalge daher besonders wertvoll.

So funktioniert die Kur

Vielleicht gehören auch Sie zu den Menschen, denen eine zeitlich begrenzte, aber intensive Kur eher liegt als eine langfristige, permanent niedrig dosierte Nahrungsergänzung. Während einer solchen Algenkur nehmen Sie 3-mal täglich etwa 5 Tabletten Chlorella ein. Die Wirksamkeit lässt sich noch steigern, wenn Sie zusätzlich reichlich mit Spirulinapulver angereicherten Gemüsesaft trinken (siehe Rezepte auf Seite 63ff.).

Die Heilfastenkur

Sie haben sicher selbst schon einmal bemerkt, dass Ihre körperliche und geistige Leistungsfähigkeit unmittelbar etwas mit dem Essen zu tun hat. Ein voller Bauch, so sagt man, studiert nicht gern, und kein Sportler kommt auf die Idee, sich vor körperlichen Höchstleistungen an einer Schweinshaxe zu vergreifen. Nach einer üppigen Mahlzeit fühlen wir uns nicht gestärkt – ganz im Gegenteil: Wir werden schläfrig und träge.

Um die Verdauung auf Trab zu bringen, empfehlen sich auch alle Säfte aus milchsauer vergorenen Gemüsen wie Sauerkraut, Rote Bete und Möhren, die Sie zusätzlich mit Spirulinapulver anreichern können.

Keine Angst bei Stuhlverfärbung

● Achtung: Bei der Einnahme von Chlorella verfärbt sich der Stuhl grün. Das ist völlig normal und liegt daran, dass die in Chlorella enthaltene Zellulose nicht verdaulich ist und als Faserstoff wieder ausgeschieden wird.

● Stellen Sie hingegen beim Verzehr von Spirulina eine Verfärbung des Stuhls fest, so könnte dies unter Umständen auf eine Verdauungsstörung hindeuten. In der Regel wird die blaugrüne Variante nämlich restlos resorbiert.

Fasten – eine natürliche Reaktion des Körpers

Wenn wir essen, muss der Körper verdauen. Verdauen aber ist eine zeit- und energieraubende Arbeit. Kein Wunder, dass wir dabei so müde werden. Vor diesem Hintergrund wird auch klar, warum Kranke oft keinen Appetit haben. Sie wissen instinktiv, dass sie ihren Körper jetzt nicht noch mehr belasten dürfen, und tun ganz automatisch das Richtige: Sie fasten.

Und während sie dies tun, greift der Organismus auf die Reserven zurück, die er in den vielen »fetten Jahren« gespeichert hat. Statt zu verdauen, kann der Körper nun seine ganze Energie darauf konzentrieren, gesund zu werden. Er setzt durch das Fasten Kapazitäten frei, um Viren und Bakterien zu vernichten, die verschiedenen Abwehrsysteme im Blut und in den Zellen zu aktivieren und die Ausscheidung von Giften und Krankheitsstoffen zu steigern.

Fasten leicht gemacht

Den natürlichen Prozess des Fastens können Sie sich vorbeugend zunutze machen, um Krankheiten erst gar keine Chance zu geben. Der bewusste Nahrungsverzicht ist eine echte Übung in Selbstdisziplin. Gelingt er, gehen Sie sowohl physisch als auch psychisch gestärkt daraus hervor. Der Körper wird gründlich entgiftet und belohnt Sie für Ihre Anstrengung mit einem rundum gesteigerten Wohlbefinden.

Mikroalgen sorgen dafür, dass Ihrem Körper während der Fastenzeit die notwendigen Vitalstoffe zugeführt werden und es nicht zu Mangelerscheinungen kommt. Spirulina hilft zusätzlich beim Fasten, da sie den Hunger dämpft, und Chlorella unterstützt den Entgiftungsprozess durch ihre darmreinigende Wirkung.

Die wohltuenden Auswirkungen des Heilfastens gehen weit über den Abbau von Übergewicht hinaus: Der Stoffwechsel wird entlastet, das Bindegewebe gereinigt und der ganze Körper tief greifend entschlackt.

Den Körper auf Sparflamme setzen

Der Mensch hat zwei Energieprogramme: Im Normalbetrieb führt er sich mehrmals täglich Nahrung zu und versorgt sich so mit Kraft und Wärme. Ist das Alternativprogramm aktiv, so bezieht der Organismus seine Energie aus den körpereigenen Depots. Wenn wir längere Zeit nichts essen – etwa nachts –, schaltet der Körper automatisch auf das Alternativprogramm um: Er baut Fett aus den Depots ab und setzt es in Energie und Wärme um. Beim Heilfasten schalten wir bewusst vom Normalbetrieb auf das Alternativprogramm um. Auf der psychischen Ebene tun wir dies durch den freiwilligen Entschluss zum Essensverzicht, auf der körperlichen Ebene durch eine gründliche Darmentleerung, die dem Organismus das Signal zum Umschalten gibt.

Wie viel Zeit Sie normalerweise mit Einkaufen, Kochen und Essen verbringen, werden Sie erst beim Fasten merken. Kein Wunder, dass da neben der Leere im Bauch auch sonst ein Vakuum entsteht. Um sich und Ihrem Körper das Umschalten zu erleichtern, ist es daher umso wichtiger, Ihre Seele zu nähren und sich die ein oder andere Streicheleinheit zu gönnen.

Während des Fastens sollten Sie sich viel Ruhe gönnen, doch nicht völlig inaktiv werden. Denn dann bestünde die Gefahr, dass Ihre Aufmerksamkeit sich stets auf die kleinsten Anzeichen von Hunger richtet.

Heilfasten ist keine Crashdiät

- Das Heilfasten dient in erster Linie der Reinigung und Entschlackung und nicht dem Abnehmen.
- Natürlich purzeln während einer solchen Fastenzeit in der Regel dennoch die Pfunde. Wollen Sie Ihr Gewicht aber auf Dauer reduzieren, kann dies nur gelingen, wenn Sie Ihre Einstellung dem eigenen Körper und dem Essen gegenüber generell ändern und Ihre Ernährungsweise umstellen.

Entlastungstag

Dieser Tag dient zur Vorbereitung: Sie stellen sich körperlich und seelisch auf das Fasten ein und verabschieden sich für eine Woche von Zigaretten, Alkohol, Kaffee, schwarzem Tee und Süßigkeiten. Die Fastenzeit ist immer auch Gelegenheit zur inneren Einkehr. Gehen Sie heute und an den kommenden Tagen allen Stresssituationen möglichst aus dem Weg. Auch ein aufwändiges Freizeitprogramm oder stundenlanges Fernsehen ist im Augenblick nicht angesagt. Nehmen Sie sich stattdessen Zeit für Spaziergänge an der frischen Luft und für ausgiebige Bäder. Machen Sie es sich zu Hause gemütlich, und konzentrieren Sie sich auf sich selbst.

Speiseplan für den Entlastungstag

▶ Morgens: Obst, Nüsse oder Vollkornmüsli
▶ Mittags: Rohkostteller oder Kartoffeln mit gedünstetem Gemüse
▶ Nachmittags: 1 Apfel und 1 Hand voll Nüsse
▶ Abends: Obstsalat mit Weizenkleie oder geschrotetem Leinsamen, dazu Knäckebrot
Sie können alternativ auch mit einem reinen Obsttag ins Fasten einsteigen. Hierzu sind besonders enzymreiche Exoten wie Papayas, Ananas, Mangos und Feigen zu empfehlen, denn sie bringen den Stoffwechsel und die Verdauung zusätzlich auf Trab.
▶ Zwischendurch und zu den Mahlzeiten: reichlich Wasser oder Kräutertee trinken; 3-mal täglich 5 Tabletten Chlorella oder Spirulina etwa 1 Stunde vor dem Essen einnehmen
Verdauung: Durch die ballaststoffreiche Nahrung und das viele Trinken wird die Darmtätigkeit kräftig angeregt und die Ausscheidung erleichtert.

Fasten bewirkt einen Entgiftungsprozess, bei dem der Körper alle Schleusen öffnet: Der veränderte Körper- und Mundgeruch lässt ahnen, was da alles an Unrat in unserem Organismus gespeichert war.

Die Fastentage

Am ersten Fastentag erhält der Körper durch eine Darmentleerung das Signal zum Umschalten auf das Alternativprogramm. Wer einen gut funktionierenden Stuhlgang hat, braucht in der Regel nur wenig nachzuhelfen: einfach morgens ein Glas Sauerkrautsaft trinken. Wer hingegen zu Verstopfung neigt, sollte zum so genannten Passagesalz greifen (in der Apotheke erhältlich; Dosierung wie auf der Packung beschrieben). Es schmeckt viel besser als Glaubersalz, das in vielen Fastenbüchern und -kursen empfohlen wird, und erfüllt den gleichen Zweck. Zusätzlich zu solchen Anregungsmaßnahmen wird der Darm mittels Einlauf gespült. Besonders effizient ist diese Methode, wenn sie in zwei Etappen vorgenommen wird: Beim ersten Durchgang wird mit normalem Leitungswasser gereinigt; beim zweiten Durchgang wird das Wasser mit Spirulina versetzt.

So wird ein Einlauf gemacht

▶ Klistierbeutel oder -behälter mit körperwarmem Wasser füllen, bis keine Luftblasen mehr im Schlauch sind. Den Schlauch abklemmen oder -knicken (bzw. den Hahn schließen). Das Einführungsröhrchen am Schlauchende mit Vaseline fetten. Den gefüllten Beutel an die Türklinge hängen.

▶ In »Katzenstellung« auf Knie und Ellenbogen gehen und das Darmrohr so tief wie möglich in den After einführen. Wenn Sie leicht dagegenpressen, geht's am besten. Verkrampfen Sie sich nicht, während das Wasser einläuft!

▶ Ein paar Minuten nach dem Einlauf verspüren Sie mehrmals hintereinander ein drängendes Rühren: Bleiben Sie also in der Nähe der Toilette! Bei diesen befrei-

Wenn Sie sich während des Fastens manchmal schlapp, müde und lustlos fühlen, sollten Sie zunächst einmal Ihre Trägheit überwinden und an die frische Luft gehen. Wenn Sie nach dem Spaziergang immer noch müde sind, können Sie sich einige Zeit hinlegen.

enden Sitzungen schießt das Wasser mit dem Darminhalt ins WC.

▶ Eine gute Alternative zum herkömmlichen Klistierbehälter bietet der Klistiergummiball. Er muss nur 3- bis 4-mal mit Wasser gefüllt und in den Enddarm entleert werden. Den Gummiball nach der Verwendung gut auswaschen!

▶ Nach dem ersten Durchlauf mit klarem Wasser folgt ein zweiter mit Spirulinawasser. Hierzu 1/2 Liter warmes Wasser mit 1 Teelöffel Spirulinapulver versetzen und mit Hilfe des Gummiballs in den Darm einbringen.

Speiseplan während der Fastentage

Nichts essen, nur trinken: Während des Fastens verzichtet man einmal ganz bewusst auf feste Nahrung und nimmt stattdessen reichlich Wasser und Kräutertee, Gemüsebrühe sowie Obst- und Gemüsesäfte zu sich. Die Säfte werden mit Wasser verdünnt, da sie sonst zu konzentriert sind.

Der Einlauf mit Spirulinawasser ist besonders wirkungsvoll, um den Darm von Giftstoffen zu befreien.

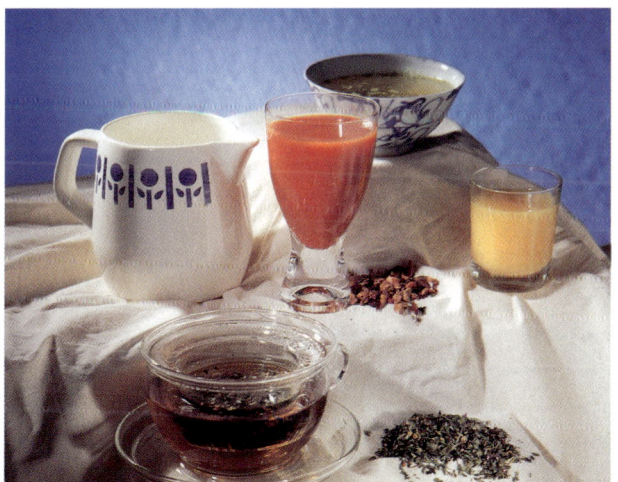

Eine Versorgung mit Spirulina optimiert die Ergebnisse Ihrer Fastenkur.

Um eine Auszehrung der Vitalstoffdepots zu vermeiden, werden Mikroalgen eingenommen – als Pulver in die Säfte eingerührt oder in Tablettenform. Ob Sie Chlorella oder Spirulina wählen sollten, hängt von der Empfindlichkeit Ihres Magens ab. Manche vertragen Chlorella ausgezeichnet und können so von der zusätzlichen darmreinigenden Wirkung der darin enthaltenen Zellulose profitieren, andere kommen weniger gut damit zurecht. Hier kann es nur heißen: am besten selbst ausprobieren!

Um während des Fastens den unangenehmen Geschmack im Mund zu vertreiben, helfen Kaugummis oder das Kauen von Pfefferminzblättern oder -dragees (ohne Zucker).

Neben der Reinigung des Darms ist es wichtig, die körperlichen Ausscheidungen generell zu fördern, also die Nieren durchzuspülen (das bedeutet: reichlich trinken!), möglichst viel zu schwitzen (z. B. in der Sauna), in frischer Luft tief durchzuatmen und die Haut mit Bürstenmassagen zu verwöhnen.

Bei massiven Beschwerden abbrechen!

Dass bei einem solchen Entgiftungsprozess gewisse Beschwerden auftreten können, liegt auf der Hand. Wenn Sie jedoch unter massiven Beschwerden leiden, ist es unter Umständen sinnvoll, das Fasten abzubrechen. Grundsätzlich gilt: Wer nicht ganz gesund ist, sollte vor dem Fasten unbedingt mit einem fastenerfahrenen, naturheilkundlich orientierten Arzt oder Heilpraktiker Rücksprache halten.

Wie ist es mit dem Hunger?

Wer schon einmal eine Diät gemacht hat, kennt jenes nagende Gefühl im Magen, das einen nicht zur Ruhe kommen lässt. Anders als beim reduzierten Essen schaltet der Körper jedoch bei einer richtigen Fastenkur automatisch auf sein Alternativprogramm um, sobald er auf sein Hungersignal hin nur Flüssiges bekommt: Er weiß nun, dass es an der Zeit ist, von den Reserven zu zehren. Sobald diese Umstellung vollzogen ist, hört das Hungergefühl auf. Hartnäckig meldet es sich nur dann zu Wort, wenn Vitalstoffe fehlen. Die aber können Sie dem Organismus durch die ergänzende Einnahme von Mikroalgen zuführen, so dass die Hungersignale spätestens nach den ersten beiden Fastentagen aufhören sollten.

Tipps zum Durchhalten

▶ Verzichten Sie nicht nur auf Genussmittel aller Art, sondern auch auf (entbehrliche) Medikamente. Nehmen Sie keine Appetitzügler, chemischen Abführmittel oder Entwässerungstabletten ein.

▶ Verwenden Sie zur Zubereitung Ihres »Fastensüppchens« nach Möglichkeit keine Suppenwürze mit Geschmacksverstärkern wie z. B. Glutamat. Diese wecken nur unnötig das Verlangen nach mehr und damit den Hunger. Achtung: Auch die im Reformhaus angebotenen Produkte sind nicht unbedingt frei von solchen Zusätzen! Lesen Sie also auf alle Fälle die Packungsaufschrift aufmerksam!

▶ Leisten Sie sich für das am Essen eingesparte Geld einen schönen Blumenstrauß, einen ausgiebigen Saunabesuch mit anschließender Massage oder eine Sitzung bei der Kosmetikerin.

▶ Nutzen Sie Ihre Freizeit möglichst für sich. Machen Sie keine Besuche, und laden Sie niemanden ein. Verweigern Sie sich dem Zeitkiller Nummer Eins, dem Fernsehapparat. Befassen Sie sich stattdessen lieber mit all den persönlichen Dingen, die Sie schon so lange einmal tun wollten: lesen, Fotoalben anschauen, früh schlafen gehen.

▶ Planen Sie mehr Zeit für alle Wege ein, und lassen Sie sich nicht hetzen.

Lösen Sie sich während der Fastenzeit bewusst von lieb gewonnenen, aber für Körper und Geist nicht unbedingt zuträglichen Gewohnheiten. Verringern Sie z. B. Ihren Fernsehkonsum, und beschäftigen Sie sich mehr mit Dingen, die Ihnen wichtig sind.

Eine Fastenkur ist die beste Möglichkeit, mit alten Ernährungsgewohnheiten endgültig zu brechen. Mundspülungen und das Lutschen von Zitronen verhindern den dabei oft auftretenden Mundgeruch

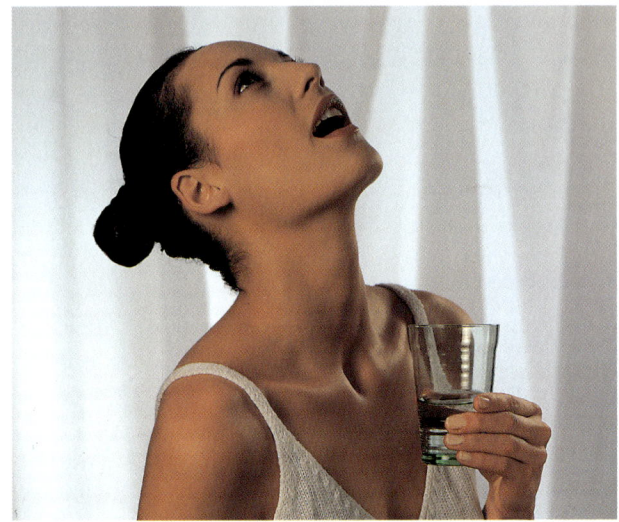

Wenn Sie während des Fastens nicht nur Ihren Körper, sondern auch Ihre Seele zur Ruhe kommen lassen, ist die Kur am wirkungsvollsten.

▸ Hören Sie auf Ihre innere Stimme. Sie weiß am besten, was Ihnen gut tut. Schlafen Sie, wenn Sie erschöpft sind, treiben Sie Sport, wenn Ihnen nach Bewegung ist, und lassen Sie sich bei der Gestaltung Ihres Tags einmal ganz von Ihren Gefühlen leiten.

▸ Sind die körperlichen Batterien dauernd leer, so weist das auf einen Mangel an Vitalstoffen hin. Dann empfiehlt es sich, über den Tag verteilt immer wieder ein paar Spirulinatabletten zu schlucken oder zu lutschen.

▸ Nutzen Sie die Fastenzeit, um Ihre Essgewohnheiten zu überdenken. Informieren Sie sich über gesündere Ernährungsweisen – z. B. eine vegetarische Vollwertkost –, und überlegen Sie, wie Sie diese in der Nachfastenzeit in Ihren Alltag übernehmen können.

▸ Falls Sie die Fastenkur während Ihrer Arbeitszeit durchführen: Denken Sie an den veränderten Körper- und Mundgeruch. Spülen Sie den Mund häufig mit Mundwasser, oder saugen Sie ab und zu ein Stück Zitrone aus. Lutschen Sie Pfefferminzdragees (aber nur solche ohne Zuckerzusatz), oder kauen Sie Kümmel- oder Aniskörner.

Stehen Sie morgens auch etwas früher auf als gewohnt, damit Sie mehr Zeit für sich haben. Während die anderen essen: Nutzen Sie die Mittagspause zu einem Spaziergang. Die frische Luft wird Ihnen gut tun.

Bilanz ziehen

Nach mehrtägigem Fasten – manche dehnen es über fünf, andere über zehn Tage oder noch länger aus – ist irgendwann die Zeit gekommen, das Fasten zu brechen. Nun ist es an der Zeit, Bilanz zu ziehen. Was haben Sie durch den bewussten Essensverzicht gewonnen? Je deutlicher Sie sich die Pluspunkte vor Augen führen, desto leichter wird es Ihnen fallen, sich möglichst viel davon möglichst lange zu erhalten.

▶ Wie viel Übergewicht haben Sie verloren?

▶ Um wie viel leichter fühlen Sie sich jetzt?

▶ Haben sich Beschwerden gebessert, die Ihnen vor dem Fasten zu schaffen machten?

▶ Und keine Frage: Sicher sind Sie stolz, es geschafft zu haben!

Speiseplan für den ersten Aufbautag

▶ Morgens: Kräutertee

▶ Vormittags: fastenbrechen mit 1 reifen Apfel. Kauen Sie lange, und genießen Sie! Wundern Sie sich nicht, wenn Sie schon nach dem Verzehr der halben Frucht vollkommen satt sind.

▶ Zwischendurch und zu den Mahlzeiten: immer noch viel trinken; Chlorella absetzen, die Spirulinakur noch etwa 1 Woche lang fortführen

▶ Mittags und abends: je 1 Teller Gemüsesuppe

Der Darm nimmt seine Funktion erst dann wieder auf, wenn er gefüllt ist – meistens erst am zweiten Tag nach dem Fasten. Warten Sie also In Ruhe ab, und nehmen Sie keine Abführmittel!

Gemüsesuppe für den ersten Aufbautag

Zutaten für 2 Personen
2 kleine Kartoffeln • 2 Möhren • 1 dünne Stange Lauch
1 Stück Sellerie • 1/2 l Wasser • 1 gehäufter TL Gemüse-
suppenpulver (glutamatfrei, salzarm) • etwas Majoran
etwas frische Petersilie

Da die Ge-schmacksnerven in der Zeit des Fastenbrechens extrem sensibel sind, ist es nicht empfehlens-wert, diese Gemüsesuppe mit Spirulina anzureichern – genießen Sie lieber den Geschmack pur.

1 Die Kartoffeln schälen, das Gemüse putzen und alles in feine Scheiben schneiden. Das Wasser zusammen mit dem Gemüsesuppenpulver zum Kochen bringen, die Kartoffeln und das Gemüse darin garen.

2 Das Ganze mit Majoran abschmecken, nach Wunsch im Mixer pürieren und eventuell mit etwas heißem Wasser auffüllen. Die Suppe vor dem Servieren mit fein gehackter Petersilie bestreuen.

Beim Gemüsesuppenpulver sollten Sie auf so genannte naturidentische Aromastoffe ebenso verzichten wie auf den Geschmacksverstärker Glutamat, der in vielen Instantprodukten enthalten ist. Glutamat wird nach dem Fasten meist schlecht vertragen und sorgt auch sonst oft für Rebellion in Magen und Darm.

Der zweite Aufbautag

Um Ihrem Körper das Umschalten vom Fastenprogramm zum Normalbetrieb zu erleichtern, gibt es mittags eine leichte Gemüsemahlzeit wie Pellkartoffeln mit gedünsteten Möhren und dazu frische Blattsalate der Saison. Abends steht eine leichte Kartoffelsuppe auf dem Speiseplan. Achten Sie darauf, nicht zu viel Salz an die Speisen zu geben, ersetzen Sie dieses in Zukunft immer öfter durch aromatische Kräuter.

Und wie geht es weiter?

Nach der Fastenzeit ist so manches Kilogramm dahinge-
schmolzen, und etwas anderes ist an deren Stelle getre-
ten: ein völlig neues Körpergefühl! Sie spüren wieder
sehr deutlich, wann Sie Hunger haben, wann Sie satt
sind und auch, welche Nahrungsmittel Ihnen gut tun
und welche nicht. Nutzen Sie diese neu gewonnene Sen-
sibilität, damit es Ihnen in Zukunft besser geht. Vielleicht mögen Sie zum Frühstück jetzt lieber Obst statt
Wurstbrot oder kein Essen mehr am späten Abend.

Die Saftfastenkur

In vielen traditionellen Gesellschaftsformen und Reli-
gionen ist die Einhaltung eines wöchentlichen Fasten-
tags Brauch, und wer nicht gleich eine längere Zeit auf
feste Nahrung verzichten möchte, der kann es mit dieser
alten Sitte halten. Ein wöchentlicher Saftfastentag mit
Spirulina entschlackt und regeneriert den Körper, ohne
ihm die Nährstoffe zu entziehen, die er für einen gesunden, effizienten Stoffwechsel braucht. Ein solcher Ge-
sundheitstag erfordert weder große Anstrengung noch
besondere Vorbereitung.

Spirulina ist kein Schlankheitsmittel im eigentlichen Sinn. Doch bei einer längerfristigen Einnahme – selbst bei unveränderter Ernährung – sinkt das Körpergewicht durch die verbesserte Stoffwechselfunktion um ein bis zwei Kilogramm.

Saftfastentag mit Spirulina

● Nehmen Sie an diesem Tag auf keinen Fall feste
Nahrung zu sich.
● Meiden Sie Genussmittel aller Art.
● Trinken Sie über den Tag verteilt etwa 1 Liter möglichst
frisch gepressten, mit Spirulina angereicherten Obst-
oder Gemüsesaft.
● Trinken Sie zusätzlich reichlich (2 Liter) Wasser oder
Kräutertee.

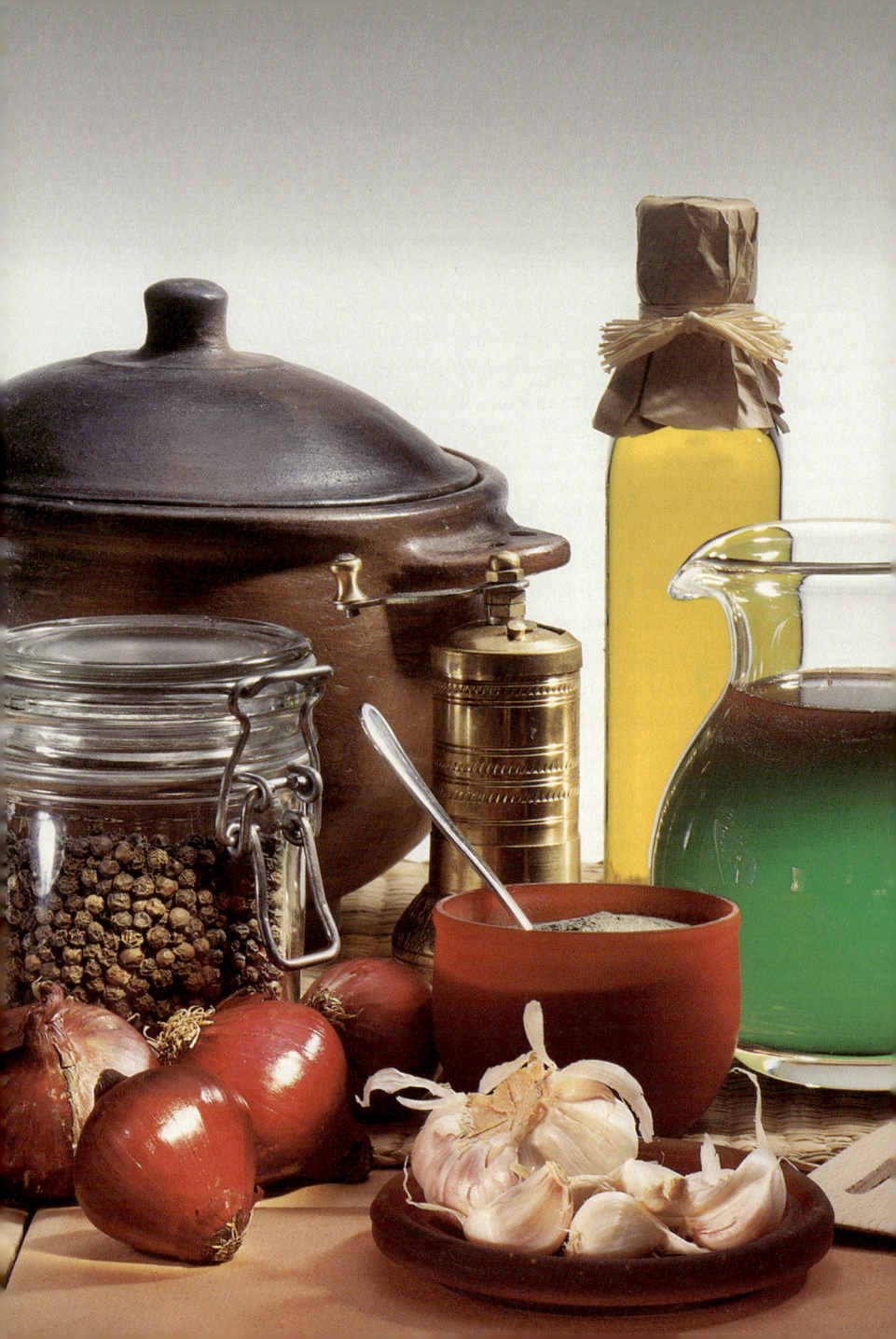

Rezepte mit Spirulina

Wer nach etwas besonders Natürlichem oder auch nur nach einer schmackhaften Alternative zu Mikroalgentabletten sucht, kann Spirulina in Pulverform kaufen und es als wertvolle Zutat in der Küche verwenden, mit deren Hilfe aus einfachen Gerichten wahre Gesundheitsdelikatessen werden.

So verwenden Sie Spirulina in der Küche

Mikroalgen verbessern in jedem Fall den Nährstoffgehalt einer Mahlzeit. Sie sind selbst dann noch wertvoll, wenn man sie – wie beim Backen nicht anders möglich – mitgaren muss. Trotzdem sollte Spirulina – wie jedes Nahrungsmittel, das reich an hitzeempfindlichen Vitalstoffen ist – keinen langen Kochprozessen ausgesetzt werden.

Manche Speisen lassen sich allein dadurch aufwerten, dass man das Algenpulver unmittelbar vor dem Servieren darüber streut. Andere schmecken jedoch einfach besser, wenn man Spirulina gemeinsam mit den übrigen Zutaten verarbeitet.

Spirulinapulver sollte man beim Kochen möglichst immer als letzte Zutat hinzufügen, damit die wertvollen Vitamine nicht durch langes Erhitzen zerstört werden.

Salate und Rohkost

Mikroalgen sind die optimale Ergänzung zu Salaten und Rohkost, denn hier können sie ihre ganze Vitalkraft ohne jeden Verlust entfalten. Sie bereiten einfach den Salat Ihrer Wahl wie gewohnt zu und streuen Spirulinapulver darüber, oder Sie arbeiten es gleich in das Salatdressing ein.

Safran macht den Kuchen gel, Spirulina macht ihn grün – und voller Vitalstoffe.

Grüne Salatsauce

Zutaten

*1 EL kaltgepresstes Sonnenblumenöl • 1 TL Haselnussmus
1 Knoblauchzehe • 2–3 EL Balsamicoessig (je nach Geschmack) • Kräutersalz • eventuell etwas frischen Estragon
und Thymian • 1 TL Spirulinapulver*

1 Alle Zutaten in den Mixer geben und gründlich vermischen – fertig ist ein gesundes und schmackhaftes Dressing.

2 Bei Bedarf noch etwas nachwürzen. Im Kühlschrank können Sie diese Salatsauce mehrere Tage lang aufbewahren.

Achtung: Tauchen Sie nie einen nassen Löffel in Ihr Spirulinaglas. Das dunkelgrüne Pulver würde sofort daran festklumpen!

Kleiner Leitfaden für den Rezepteil

● Die nachfolgenden Rezeptvorschläge zeigen, wie viele Möglichkeiten Mikroalgen als Nahrungsaufwertung bieten. Diese Rezepte sind nur als Beispiele gedacht. Lassen Sie sich inspirieren! Ihrer Phantasie sind keine Grenzen gesetzt. Ganz gleich, welche Ernährung Sie bevorzugen, Spirulina passt sich allen Geschmacksrichtungen an.

● Die Mengen sind, falls nichts anderes angegeben ist, jeweils für zwei Personen berechnet.

● Nicht erschrecken: Die im Mikroalgenpulver enthaltenen natürlichen Farbstoffe sind so intensiv, dass sich die Speisen dunkel bzw. grün verfärben. Richtig genutzt, macht das die Gerichte nicht nur vollwertiger, sondern auch attraktiver!

● Grundsätzlich gilt: Wenn nicht anders angegeben, wird das Pulver mit etwas Wasser angerührt und immer erst nach dem Garen zugefügt.

Spirulina-Kräuter-Dressing

Zutaten

*1 Knoblauchzehe • 2 EL Balsamicoessig • 2 TL Senf • 2 EL kalt-
gepresstes Olivenöl • glatte Petersilie • 1/2 TL Spirulina
Salz, Pfeffer aus der Mühle • einige Blätter frisches Basilikum*

1 Den Knoblauch abziehen und zerdrücken. Den
Balsamicoessig, den Senf,
das Olivenöl und die fein
gehackte Petersilie zu-
geben und das Ganze zu
einer glatten Paste ver-
rühren.

2 Das Algenpulver hinzufügen und die Masse
mit Salz und Pfeffer gut
abschmecken. Zum
Schluss die Basilikum-
blättchen in feine Streifen
schneiden und leicht un-
ter das Dressing heben.

**Obwohl bei
Kräutern die
frische Variante
stets die beste
ist, können sich
Eilige mit
gebrauchs-
fertigen Kräu-
tern aus der
Tiefkühltruhe
behelfen.**

Joghurtdressing

Zutaten

*1 Becher Schafsmilchjoghurt • 1 EL Zitronensaft • 1 Knob-
lauchzehe • 1 TL Spirulinapulver • etwas Meersalz
nach Belieben eine fein gehackte Zwiebel*

Alle Zutaten zu einer sämigen Creme verrühren.

Beilagen und kleine Gerichte

Mit Spirulinakartoffeln oder -nudeln als Beilage bekommen selbst Alltagsgerichte eine völlig neue Note.
Außerdem lassen sich mit den kleinen Powerpaketen
aus dem Kochwasser auch andere originelle Gerichte
aus der Gemüseküche sowohl gesundheitlich als auch
geschmacklich aufwerten.

Kartoffeln einmal anders

Kartoffeln sind in unseren Breiten als Vitamin- und Kohlenhydratspender nicht aus der Küche wegzudenken. Mit Spirulina können Sie Salzkartoffeln oder Petersilienkartoffeln nach deutscher Hausfrauenart ganz einfach aufwerten, indem Sie die getrockneten Algen darüber streuen. Wer richtig mit Spirulina kochen will, kann mit dem folgenden Rezept nicht nur den Gaumen, sondern auch das Auge erfreuen.

Zweierlei Püree

Zutaten

500 g Kartoffeln • 1 Tasse Wasser • 1/2 TL Salz
1/2 TL gemahlener Kümmel (nach Belieben) • 1 EL Butter
1 TL Spirulinapulver • 1/8 l süße Sahne

1 Die Kartoffeln in wenig Wasser (noch besser wäre ein Dampfeinsatz) gar kochen und anschließend pellen.

2 Das Wasser in einem großen Topf erhitzen und mit dem Salz und dem Kümmelpulver kräftig würzen. Die Kartoffeln hineinpressen, dann die Butter hinzufügen und das Ganze zu einem glatten Püree verarbeiten.

3 Das Spirulinapulver mit 2 Esslöffeln Sahne an- rühren. Die restliche Sahne unter kräftigem Rühren in die Kartoffelmasse einarbeiten.

4 Die Hälfte der Püreemenge in einen separaten Topf geben und mit der Spirulina-Sahne-Mischung kräftig grün färben. Vor dem Servieren das goldgelbe und das grüne Kartoffelpüree auf einem Teller nebeneinander anrichten. Das schmeckt nicht nur, sondern sieht auch gut aus!

Eine weitere grüne Beilage: Hirse mit Zimt und Nelken weich kochen, Pinienkerne, grünen Pfeffer und Muskatnuss untermischen, gehackte Zwiebel in der Pfanne glasig dünsten, Hirsemasse hinzugeben und anbräunen. Zum Schluss einen Teelöffel Spirulinapulver untermischen.

Kartoffelkroketten

Zutaten
*500 g Kartoffeln • 50 g Hafermehl • 1 TL Kräutersalz
1 TL Kümmel • 1 EL Crème fraîche • 1 TL Spirulinapulver
1 EL Butter • 3 EL Semmelbrösel oder gemahlener Sesam*

1 Die Kartoffeln kochen, pellen und durch die Kartoffelpresse drücken oder zerstampfen. Etwas abkühlen lassen. Dann die restlichen Zutaten mit Ausnahme der Brösel untermischen.
2 Kroketten formen und in Bröseln oder Sesam wälzen. In der Fritteuse oder Pfanne ausbacken.

Eine supergrüne Paprikacreme erhalten Sie so: weich gekochte, dann pürierte und mit Tomatenmark, Zwiebeln, Knoblauch, Salz, Pfeffer und Kräutern gewürzte Paprikaschoten mit einem Teelöffel Spirulinapulver vermischen.

Nudeln selbst gemacht

Nicht nur Spinat – oder Mangold oder Basilikum – machen Nudeln grün, auch Spirulina bringt Farbe in selbst gemachte Spaghetti & Co. Wenn Ihnen das Nudelmachen zu viel Arbeit ist, greifen Sie auf die fertig gekaufte Variante zurück, und würzen Sie stattdessen die Sauce mit Spirulina.

Vollkornnudeln in Grün

Zutaten
*200 g Vollkornweizenmehl • 2 Eier • 1 TL Spirulinapulver
etwas Salz*

1 Alle Zutaten rasch zu einem glatten Teig verkneten. Eine Schüssel darüber stülpen und 1/2 Stunde ruhen lassen.
2 Den Teig mit dem Nudelholz ausrollen, bis er dünn genug ist, und in 0,5 bis 1 Zentimeter breite Streifen schneiden.

Marinierte Zucchini

Zutaten

5 möglichst kleine Zucchini • etwas Olivenöl • Salz
Spirulina-Kräuter-Dressing (siehe Rezept Seite 65)

1 Den Grill des Backofens vorheizen. Die Zucchini der Länge nach halbieren und die Hälften mit reichlich Olivenöl einpinseln.

2 Die Zucchini salzen und mit der Schnittfläche nach oben auf eine leicht geölte Aluminiumfolie (deren blanke Seite sollte nach oben zeigen) legen. Die Zucchinihälften unter dem heißen Grill in ca. 8 Minuten bräunen lassen und anschließend mit dem Spirulina-Kräuter-Dressing marinieren. Dieses Gericht entweder noch lauwarm oder auch kalt mit Vollkornbrot als Beilage servieren.

Spirulina passt besonders gut zu folgenden Gemüsesorten: Brokkoli, Erbsen, Fenchel, Möhren, Kohl, Kürbis, Lauch, Schwarzwurzeln, Spargel, Spinat, Topinamburen, Zucchini und Zwiebeln.

Gemüseplätzchen

Zutaten

100 g Möhren • 150 g Kartoffeln • 1 Zwiebel • 1/2 TL Spirulinapulver • 1 TL Gemüsesuppenpulver • 1 EL Crème fraîche
etwas Kräutersalz • 1 EL Olivenöl

1 Möhren und Kartoffeln waschen und reiben, Zwiebel abziehen und fein würfeln, dann alles mischen. Anschließend das Spirulina- und das Suppenpulver in die Crème fraîche einrühren und die Creme unter das Gemüse heben.

2 Die Masse mit Kräutersalz abschmecken und daraus flache Plätzchen formen. In einer Pfanne mit wenig Olivenöl knusprig braten.

Avocado »doppelt grün«

Zutaten

1 Avocado · 1 TL Spirulinapulver · 1 Stange frischer Spargel (gekocht) · 2 TL saure Sahne · Kräutersalz, Pfeffer aus der Mühle

1 Die Avocado in zwei Hälften schneiden, den Kern entfernen, das Fruchtfleisch mit einem Teelöffel herauslösen und zusammen mit den anderen Zutaten im Mixer pürieren.

2 Die Mischung in die Avocadoschalen füllen. Am besten schmeckt die Avocado mit Toast.

Die Avocado liefert eine Menge kostbarer Biostoffe: reichlich ungesättigte Fettsäuren, essenzielle Aminosäuren, die Vitamine A, B, C und E sowie Kalzium und andere Mineralstoffe.

Gemüserollen

Zutaten

1 Paket Tiefkühlblätterteig · 100 g Kohl · 1 Möhre · 1 kleine Zwiebel · 1 kleine rote Paprikaschote · 2 EL gutes Sonnenblumenöl · etwas Salz oder Kräutersalz · 4 TL Sojasauce 1 TL Spirulinapulver

1 Den Blätterteig auftauen, ausrollen und in etwa 12 mal 15 Zentimeter große Stücke schneiden.

2 Das Gemüse zerkleinern und kurz in Sonnenblumenöl bissfest garen. Mit dem Salz und der Sojasauce abschmecken und das Spirulinapulver unterheben. Die Mischung auf die Teigstücke häufen.

3 Teigkanten mit etwas warmem Wasser bepinseln, Teigstücke einrollen und die Ränder leicht andrücken.

4 Die Rollen bei 200 °C (Umluft 175 °C) in 25 bis 30 Minuten goldbraun backen.

Saucen, Dips und Aufstriche

Eine gute Möglichkeit, Spirulinapulver zu verarbeiten, bieten auch Saucen, Dips und Aufstriche aller Art. Damit können Sie aus einer kleinen Knabberei einen vitamin- und mineralstoffhaltigen Energieschub für den ganzen Tag machen.

Basilikum gehört zu den schmackhaftesten Kräutern und wirkt außerdem als Heilkraut gegen alle Magen- und Darmprobleme sowie gegen Nervosität, Depressionen und Migräne.

Salsa verde

Zutaten für 4 Personen

1 Ei • 20 g Parmesan • 1 Bund frische Petersilie • 1 Bund frisches Basilikum • 200 ml Gemüsebrühe (aus dem Reformhaus oder Bioladen) • 30 g Semmelbrösel • 3 EL gutes Olivenöl • 1 TL Spirulinapulver • Salz, Pfeffer aus der Mühle

1 Das Ei hart kochen, abkühlen lassen, pellen und das Eigelb auslösen.
2 Den Parmesan reiben. Die Kräuter waschen, die Blättchen abzupfen und mit dem Pürierstab in einer hohen Rührschüssel pürieren. Nach und nach die Brühe dazugießen.

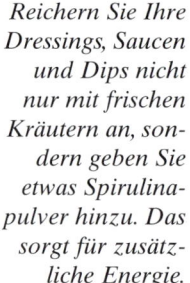

Reichern Sie Ihre Dressings, Saucen und Dips nicht nur mit frischen Kräutern an, sondern geben Sie etwas Spirulinapulver hinzu. Das sorgt für zusätzliche Energie.

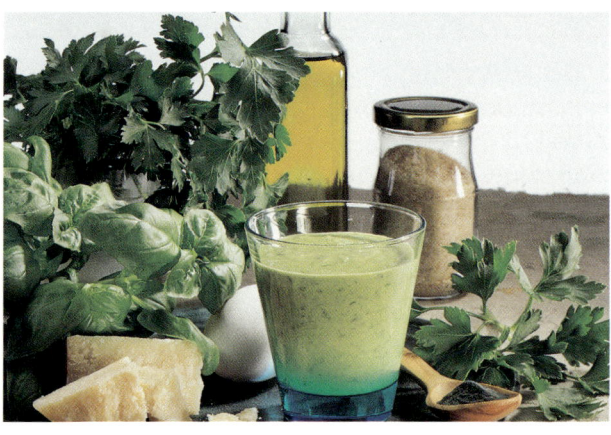

3 Parmesan, Semmelbrösel, Öl, Eigelb und Spirulinapulver hinzufügen, alles zu einer Sauce verrühren.
4 Zum Schluss die Mischung mit Salz und Pfeffer abschmecken. Salsa verde ist nicht nur gut als Dip geeignet, sondern passt auch zu Pellkartoffeln, Nudeln und Gemüse.

Avocado-Basilikum-Dip

Zutaten für 4 Personen
2 Bund frisches Basilikum · Fruchtfleisch von 1 reifen Avocado · Saft von 1 Zitrone · 1–2 TL Spirulinapulver 150 g Schmand · 100 g süße Sahne · 2 TL milder Senf Salz, Pfeffer

1 Das Basilikum waschen, trockentupfen und die Blättchen fein hacken.
2 Das Fruchtfleisch der Avocado mit dem Zitronensaft im Mixer pürieren, die anderen Zutaten zugeben und den Dip zum Schluss mit etwas Salz und Pfeffer abschmecken.

Grüner Rahm

Zutaten
1 Knoblauchzehe · 100 g süße Sahne · 1 Tasse Gemüsebrühe Salz · 1 gehäufter EL geriebene Mandeln · 1/2 TL Spirulinapulver

1 Den Knoblauch abziehen und zerdrücken. Die Sahne mit Brühe, etwas Salz, Mandeln und Knoblauch in etwa 10 Minuten dick einkochen lassen.
2 Zuletzt das Spirulinapulver unterrühren.

Für Spirulinapesto vermischen Sie 200 Gramm geriebenen Parmesan mit zerdrücktem Knoblauch, gehackten Pinienkernen, 4 Esslöffeln Olivenöl, zerpflückten Basilikumblättern, Salz, Pfeffer sowie 1/2 Teelöffel Spirulinapulver.

Tofu-Spirulina-Aufstrich

Zutaten

300 g Tofu • 1 EL gutes Sonnenblumenöl • 1 Zwiebel
1 Bund frische Kräuter • 1 Knoblauchzehe • 1 TL Spirulinapul-
ver • 1 EL grüne Pfefferkörner aus dem Glas • etwas Salz
Paprikapulver

Für den Tofu-Spirulina-Aufstrich eignen sich alle frischen Kräuter, die die Jahreszeit, die Natur, der Wochenmarkt oder das eigene Kräuterbeet im Garten bzw. auf dem Balkon zu bieten haben.

1 Den zerdrückten Tofu mit dem Öl im Mixer pürieren. Zwiebel und Kräuer fein würfeln, den Knoblauch zerdrücken und alles mit dem Spirulinapulver und den grü-nen Pfefferkörnern der Masse zufügen.

2 Mit Salz und Paprikapulver abschmecken. Vor dem Servieren sollte der Aufstrich 3 Stunden im Kühlschrank ruhen.

Rucoladip

Zutaten für 4 Personen

1 kleine Orange (unbehandelt) • 1–2 Bund Rucola (ca. 150 g)
1 kleines Bund Basilikum • 75 g Parmesan • 50 g Pistazien-
kerne (ungesalzen) • 6 EL kaltgepresstes Olivenöl
1 TL Spirulinapulver • 1 Stück Zucchini • Salz, Pfeffer
aus der Mühle

1 Die Orange mit heißem Wasser waschen und abtrocknen, etwa 1 bis 2 Teelöffel von der Schale abreiben. Dann die Orange auspressen.

2 Den Rucola putzen und grob hacken; feste Stiele entfernen. Das Basilikum von den Stängeln zupfen. Den Käse in kleine Würfel schneiden.

3 Rucola, Basilikum, Käse, Pistazien, Orangenschale, Olivenöl und Spirulina im Mixer fein pürieren. Zucchini möglichst fein würfeln und unter die Salsa mischen.

4 So viel Orangensaft unterrühren, bis eine cremige Paste entsteht. Mit Salz und Pfeffer abschmecken und mit ein paar Rucola- und Basilikumblättern garnieren.

Der Rucoladip passt besonders gut zu Pell- oder Ofenkartoffeln und zu gedünstetem Gemüse. Er ist aber auch als Spaghettisauce geeignet!

Spinat-Knoblauch-Dip

Zutaten

1 Hand voll frischer Spinat · 100 g Mandeln · 2–3 Knoblauchzehen · 2–3 EL kaltgepresstes Olivenöl · 2 TL Spirulinapulver · etwas Gemüsebrühe · Salz, Pfeffer
2–3 EL Balsamicoessig zum Abschmecken

1 Den Spinat nach dem Verlesen und Entstielen in kochendem Salzwasser zusammenfallen lassen (dauert etwa 1/2 Minute). Abgießen, kalt abschrecken, gut ausdrücken und grob hacken.

2 Mandeln mit kochendem Wasser überbrühen, kalt abschrecken und die Kerne aus der weichen Haut drücken. Etwa 2 Esslöffel grob hacken und in einer Pfanne ohne Fett goldgelb rösten.

3 Die restlichen Mandeln mit dem abgezogenen Knoblauch, dem Spinat, dem Öl, dem Spirulinapulver und etwa 3 Esslöffel Gemüsebrühe fein pürieren. Anschließend so viel von der Brühe unterrühren, dass eine sämige Paste entsteht.

4 Mit Salz, Pfeffer und Balsamico abschmecken und mit den gerösteten Mandeln bestreut servieren. Passt zu Getreidebratlingen und Rohkost.

Die grünen Rucolablätter (zu Deutsch: Rauke) ähneln denen des Löwenzahns. Sie schmecken würzig und nussig. Die in ihnen enthaltenen aromatischen Bitterstoffe stärken das Immunsystem.

Grüne Sauce

Die Grüne Sauce ist in Hessen sehr beliebt. Nach dem klassischen Rezept gehören sieben Kräuter hinein: Schnittlauch, Sauerampfer, Kresse, Petersilie, Borretsch, Kerbel und Pimpinelle.

Zutaten für 4 Personen

2 Eier • verschiedene frische Kräuter wie reichlich Dill, Petersilie, Schnittlauch und etwas weniger Liebstöckel, Majoran, Thymian und Borretsch (im Rhein-Main-Gebiet: 1 Paket Kräuter für die berühmte Frankfurter Grüne Sauce) 2 Becher Crème fraîche • 1 TL Spirulinapulver 2 Knoblauchzehen • etwas Salz

1 Die Eier hart kochen, abschrecken, pellen und grob hacken. Die Kräuter fein wiegen. Mit der Crème fraîche und dem Spirulinapulver verrühren.

2 Die abgezogenen Knoblauchzehen pressen oder fein hacken und ebenfalls unterrühren.

3 Zuletzt die Eier vorsichtig unter die Kräutermasse mengen und mit Salz abschmecken. Passt am allerbesten zu Pellkartoffeln!

LEICHTERE VARIANTE Als Saucengrundlage halb Joghurt und halb Crème fraîche verwenden.

Spirulinabutter

Zutaten

1 Bund krause Petersilie • 1 Knoblauchzehe • Salz, Pfeffer 1 EL Spirulinapulver • 125 g weiche Butter

1 Die Petersilie waschen, trockentupfen und fein hacken.

2 Den Knoblauch abziehen und zerdrücken.

3 Petersilie, Knoblauch, Salz und Pfeffer mit Hilfe einer Gabel in die Butter einarbeiten. Passt gut zu Vollkornbaguette.

Dattelcreme

Zutaten

250 g gemischte Nüsse (Walnüsse, Haselnüsse, Mandeln, Cashewkerne) • 7 Datteln ohne Stein • 1 TL Spirulinapulver 1–2 Tassen Wasser

1 Die Nüsse und die Datteln über Nacht getrennt einweichen. Das Einweichwasser der Nüsse wegschütten, die übrigen Zutaten mit dem Einweichwasser der Datteln pürieren.

2 So viel Wasser zufügen, bis eine lockere Creme entsteht. Das ist nicht nur ein schmackhafter Brotaufstrich, sondern kann auch als Dessert – z. B. mit Vanilleeis – gegessen werden.

VARIANTE Zusätzlich zu den Datteln ein paar eingeweichte Feigen oder Pflaumen und etwas gerösteten und gemahlenen Sesam in die Creme einarbeiten.

Suppen

Wenn die Zeit knapp ist oder Sie mit Kalorien knausern möchten, kann eine herzhafte Suppe ruhig auch einmal eine Hauptmahlzeit ersetzen. Frisch zubereitet, sind Suppen nicht nur ein Genuss für den Gaumen, sondern sie machen auch von innen heraus wunderbar warm und versorgen uns dank einer Extraportion Spirulina mit wichtigen Vitalstoffen.

Wenn Ihre Mittagspause nicht lang genug für eine vollwertige Mahlzeit ist, und Sie auf Tütensuppen ausweichen müssen, dann rühren Sie zumindest einen Teelöffel Spirulina unter! So wird die Industriekost ein wenig mit gesunden Biowirkstoffen aufgewertet.

Spirulina ist auch in Form von Flocken erhältlich, die Sie einfach über fertige Mahlzeiten streuen können.

Kohlrabicreme

Verwenden Sie beim Kohlrabi die vitaminreichen zarten Blätter mit: klein hacken und roh über das fertige Gericht streuen!

Zutaten

2 Kohlrabi · ca. 400 ml Wasser (je nach Größe der Kohlrabi etwas weniger oder mehr) · 2 EL Crème fraîche mit Kräutern 1 TL Gemüsesuppenpulver · 2 TL Spirulinapulver · etwas geschlagene Sahne · 1 Zweig frischer Thymian

1 Die Kohlrabi schälen, würfeln und mit Wasser pürieren. In einem Topf erhitzen, Crème fraîche unterziehen und mit Suppenpulver abschmecken.

2 Das in etwas Wasser angerührte Spirulinapulver beifügen, in Suppentassen füllen und mit Sahne und Thymianblättchen garnieren.

Gemüseeintopf

Zutaten für 4 Personen

2 Zwiebeln · 1 EL Maiskeimöl · 350 g Möhren · 150 g Pastinaken · 1 dünne Stange Lauch · 1/4 Sellerieknolle ca. 1 Liter Wasser · 1 EL Gemüsesuppenpulver · Salz 150 g grüne Erbsen · nach Geschmack Gewürze und Kräuter wie Pfeffer, Muskatnuss, Liebstöckel, Petersilie, Basilikum und Majoran (nicht mitkochen!) · 1–2 EL Spirulinapulver

Wer's gern indisch mag, kann den Gemüseeintopf mit Ingwer, Curry, gemahlenem Koriander, Kreuzkümmel und Kurkuma abschmecken.

1 Die Zwiebeln abziehen, hacken, in Öl anrösten.
2 Das zerkleinerte Gemüse (mit Ausnahme der Erbsen) in den Topf geben und leicht andünsten.
3 Mit Wasser aufgießen, die Gewürze zufügen,

aufkochen und ca. 10 Minuten kochen lassen. Die Erbsen zugeben und weitere 5 Minuten garen.
4 Die gehackten Kräuter und das Spirulinapulver mit etwas Wasser anrühren und untermischen.

Pasteten & Co.

Herzhafte Pasteten und originelle Quiches sind ein weiterer Beweis dafür, dass Gesundes beileibe nicht fade schmecken muss.

Gemüsequiche

Zutaten

Für den Teig: 100 g Butter • 4 EL Magerquark • 1 TL Meersalz
1/2 TL Senfpulver • 250 g Dinkelmehl • 1/2 TL Backpulver
Für den Belag: 500 g gemischtes Gemüse • 1 TL Currypulver
Salz, Pfeffer • 1 Zwiebel
Für den Guss: 1/4 l Sauerrahm oder Crème fraîche • 2 Eier
1 EL Gemüsesuppenpulver • etwas Milch
Zum Bestreuen: 2 EL gehackte Kräuter • 1 TL Spirulinapulver

1 Butter, Quark, Salz und Senfpulver, Dinkelmehl und Backpulver verrühren, den Teig 1 Stunde kühl ruhen lassen.

2 Das Gemüse bissfest dünsten. Mit Curry, Salz und Pfeffer würzen.

3 2/3 des Teigs ausrollen. Eine gefettete Springform damit auslegen: Den Teig am Rand hoch ziehen, festdrücken, mit der Gabel mehrmals einstechen und 10 Minuten im Backofen bei 180 °C (Umluft 160 °C) vorbacken.

4 Die Zwiebel abziehen, würfeln und anbräunen. Die Gemüsemischung auf dem Teig verteilen, die Zwiebel darüber geben.

5 Aus Rahm, Eiern und Suppenpulver einen sämigen Guss rühren und über das Gemüse gießen.

6 Den restlichen Teig in Streifen schneiden. Diese über die Quiche legen und mit etwas Milch bestreichen. 30 Minuten bei 180 °C backen. Mit Kräutern und Spirulina bestreut servieren.

Eine zerdrückte Knoblauchzehe im Teig macht die Quiche noch köstlicher.

Grünkernpastete

Zutaten

1 Zwiebel • 1/2 l Gemüsebrühe • 1 Zweig Thymian
200 g Grünkernschrot • 3 Knoblauchzehen • 1 EL Spirulina-
pulver • Salz, Pfeffer aus der Mühle • Garnitur nach Belieben
(z. B. Möhre, frische Kräuter, Kürbiskerne)

Grünkern ist ein besonders herzhaft und aromatisch schmeckendes Getreide. Schroten Sie die Körner möglichst erst unmittelbar vor der Zubereitung.

1 Die Zwiebel abziehen und fein würfeln, in die Gemüsebrühe geben und aufkochen. Den Thymianzweig zugeben, eine Zeit lang ziehen lassen und wieder herausnehmen.

2 Den Grünkernschrot mit dem Schneebesen in die Gemüsebrühe einrühren und etwa 15 Minuten zugedeckt bei kleiner Hitze quellen lassen. Dabei ab und zu etwas umrühren, damit der Schrot nicht anbrennt. Den Topf anschließend von der Kochstelle nehmen.

3 Die Knoblauchzehen abziehen und zerdrücken.

Das Spirulinapulver in etwas Wasser anrühren und mit dem Knoblauch unter den Grünkernbrei mischen. Mit Salz und frischem Pfeffer kräftig abschmecken.

4 Eine eckige Porzellanform mit kaltem Wasser ausspülen und mit Alufolie auskleiden. Die Grünkernmasse einfüllen und 1 Stunde in den Kühlschrank stellen. Danach stürzen, mit etwas Spirulinapulver bestäuben und mit in Stifte geschnittener Möhre, mit frisch gehackten Kräutern oder Kürbiskernen garnieren.

VARIANTE Den Grünkernbrei abwechselnd mit knackig gegartem Gemüse in die Form schichten. Gut schmecken Spargel, Möhren oder Brokkoli. Ganze hart gekochte Eier ergeben beim Aufschneiden ein attraktives Bild.

Buntes Käsegebäck

Zutaten

*200 g Roggenvollkornmehl • 100 g Dinkelmehl • 1/2 TL Back-
pulver • 100 g Butter • 1/2 TL Meersalz • 1/2 TL gemahlener
Kümmel • 1 1/2 TL Spirulinapulver • 100 g geriebener Käse
(mittelalter Gouda oder Emmentaler) • 1/2 Tasse Milch
Sesam oder Mohn zum Bestreuen*

1 Roggen- und Dinkel-
mehl mit Backpulver mi-
schen, Butter einarbeiten.
2 Restliche Zutaten hinzufügen und vermischen.
Den Teig durchkneten
und anschließend mindes-
tens 2 Stunden ruhen las-
sen. Danach nochmals
kurz durchkneten.
3 Den Teig portionsweise
etwa 2 bis 3 Millimeter
dick ausrollen, in 2 Zentimeter breite und etwa
8 Zentimeter lange Strei-
fen schneiden. Die Strei-
fen zu Spiralen verdrehen.
4 Die Streifen auf ein ge-
fettetes Blech setzen, mit
Milch bepinseln und mit
Sesam bzw. Mohn be-
streuen. Im vorgeheizten
Ofen bei ca. 200 °C (Um-
luft 175 °C) backen.

**Zum Bestreuen
des Käsege-
bäcks eignen
sich auch Man-
delblättchen
oder gehackte
Pistazien.**

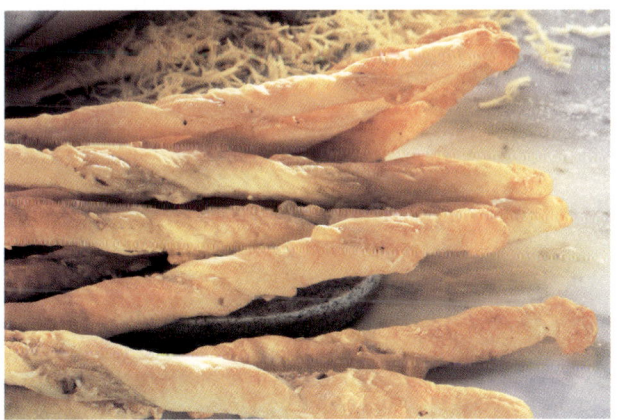

*Die Käsespiralen
sind nicht nur als
Vorspeise, sondern
auch als Beilage
zu Rohkost oder
Salat geeignet.*

Brokkoliterrine

Terrinen und
Pasteten
werden gut
gekühlt in etwa
fingerdicke
Scheiben ge-
schnitten. Zum
Garnieren
eignen sich
z. B. Feldsalat-
rosetten, fein
gewürfelte
Möhren, Minze-
blättchen oder
auch Dillzweige.

Zutaten für Vorratsportion

300 g Brokkoli · 200 ml Wasser · 1 TL Meersalz
1 TL Agar-Agar · 1 Knoblauchzehe · Pfeffer aus der Mühle
2 TL Spirulinapulver · 100 ml Schlagsahne
100 g Quark (20 % oder 40 % Fett)

1 Den Brokkoli waschen, die Stiele gut schälen und alles klein schneiden. Mit Wasser, Salz und Agar-Agar in einen Topf geben, umrühren und aufkochen. In etwa 10 Minuten den Brokkoli bissfest garen.

2 Zusammen mit dem Knoblauch, etwas frisch gemahlenem Pfeffer und dem Spirulinapulver im Mixer oder mit dem Pürierstab pürieren.

3 Die Sahne steif schlagen, den Quark zugeben und nochmals gut aufschlagen.

4 Unter die abgekühlte Brokkolimasse heben, in eine kalt ausgespülte Terrinenform füllen und im Kühlschrank fest werden lassen.

Gemüseterrine

Zutaten

200 g Gemüse der Saison · 1 TL Agar-Agar · 350 ml Gemüse-
brühe · 1 TL Spirulinapulver · 100 g Tofu

1 Das Gemüse in kleine Würfel schneiden, in wenig Salzwasser bissfest garen und abschrecken.

2 Das Agar-Agar in der kalten Gemüsebrühe auf-lösen, kurz aufkochen und 2 bis 3 Minuten bei kleiner Hitze kochen lassen.

3 Die Flüssigkeit vom Herd nehmen, das Spirulinapulver unterrühren und die Hälfte in eine Form gießen. Sobald sich eine dünne Haut gebildet hat (nach ca. 15 bis 20 Minuten), die Hälfte des Gemüses und des fein gewürfelten Tofus einschichten.

4 Die übrige Brühe angießen, wieder die Hautbildung abwarten und anschließend das restliche Gemüse und den übrigen Tofu in der flüssigen Masse verteilen.

5 Die Terrine im Kühlschrank vollständig erkalten lassen, stürzen und mit einem sehr scharfen Messer in Scheiben schneiden.

Dessertideen

Dass das blaugrüne Algenwunder nicht nur zu würzigen Speisen passt, ist leicht nachvollziehbar. Dass es auch süße Nachspeisen aufwerten kann, zeigen die folgenden Rezepte.

Spirulina-Mango-Creme

Zutaten

1 EL Spirulinapulver • 1 kleiner Becher milder Naturjoghurt (125 g) • 2 mittelgroße reife Mangos • Mark von 1/2 Vanilleschote • 2–3 Fl gemahlene Mandeln • 1/8 l Schlagsahne Mandelblättchen zum Garnieren

1 Das Spirulinapulver mit dem Joghurt verrühren. Die Mangos schälen, würfeln, mit Joghurt, Vanille und Mandeln im Mixer pürieren.

2 Die geschlagene Sahne unterheben.

3 Die Creme in Dessertschalen anrichten, mit Mandelblättchen verziert servieren.

Variante
Noch besser schmeckt die Gemüseterrine, wenn Sie den Tofu vorher marinieren. Dazu etwas Pfeffer, Ingwer, Curry, Paprika und Sambal Oelek, 1 gepresste Knoblauchzehe, 1 Teelöffel Essig und 2 Esslöffel Sojasauce gut mischen, zu den Tofuwürfeln geben und mindestens 2 Stunden – besser noch über Nacht – ziehen lassen. Achtung: Die Marinade nicht mit in die Terrine geben, sonst wird sie nicht richtig fest.

Kiwicoulis

Zutaten für 4 Personen

300 g Kiwis • ca. 1 EL Birnendicksaft • 4 EL Fruchtsaft
1–2 TL Spirulinapulver • 8 Kugeln Vanilleeis • Minze-
blättchen zum Garnieren

Coulis sind erfrischende Saucen, die aus rohen Früchten zubereitet werden und daher im Handumdrehen fertiggestellt sind.

1 Die Kiwis schälen und in Stücke schneiden. Einige Scheiben für die Dekoration aufbewahren.

2 Die Fruchtstücke, den Birnendicksaft, den Obstsaft und das Spirulinapulver im Mixer pürieren.

3 Dieses Coulis als Spiegel auf Dessertteller gießen und jeweils 2 Kugeln Vanilleeis darauf setzen.

4 Mit Kiwischeiben und Minzeblättchen garniert servieren.

VARIANTE Nach dem gleichen Rezept können Sie Coulis auch aus Heidelbeeren, Erdbeeren oder Himbeeren, Aprikosen und Pfirsichen (mit Honig statt mit Birnendicksaft gesüßt) zubereiten.

Apfelbällchen

Zutaten

2 Äpfel • 1 EL Spirulinapulver • 3–4 EL gemahlener Sesam
Ingwer • Zimt • Anis • Minzeblättchen zum Garnieren

1 Äpfel reiben, Spirulinapulver in etwas Wasser anrühren, darunter mischen, Sesam hinzugeben. Kräftig würzen und 10 Minuten quellen lassen.

2 Mit dem Eisportionierer Bällchen aus der Apfelmasse stechen, nebeneinander auf eine Platte setzen, mit Minzeblättchen garniert servieren.

Götterspeise mit Spirulina

Zutaten

*6 große reife Aprikosen • 3 EL Chuffa-Erdmandelmehl oder
fein gemahlene Mandeln • 1/4 l Sahne • 1 TL Spirulinapulver
Mark von 1/2 Vanilleschote • 2 EL Honig • 1 EL Rum oder
Amaretto • Amarettokekse zum Garnieren*

1 Die entsteinten Aprikosen im Mixer pürieren und das Mandelmehl unterrühren. Von der Sahne 3 Esslöffel abnehmen und mit dem Spirulinapulver verrühren. Den Rest mit der Vanille und dem Honig sehr steif schlagen.

2 3/4 der Sahne unter das Aprikosenpüree heben, mit Rum oder Amaretto verfeinern. Den Rest mit dem angerührten Spirulinapulver und etwa 5 Esslöffeln Aprikosencreme mischen.

3 In zwei Dessertschalen schichtweise erst Aprikosencreme, dann Spirulinamasse und zuletzt wieder Aprikosencreme einfüllen. Mit Amarettokeksen garniert servieren.

Energiedrinks

Die Schädigung unserer Umwelt hat dazu geführt, dass heute Äpfel und Birnen nur äußerlich noch wie Äpfel und Birnen aussehen, aber häufig kaum mehr als einen Bruchteil ihrer ursprünglichen, wertvollen Inhaltsstoffe enthalten: Wissenschaftler haben bei Äpfeln bis zu 80 Prozent Vitamin-C-Verlust, durch frühe Ernte und lange Transporte bedingt, gemessen. So erscheint fraglich, ob wir unseren Vitamin- und Mineralstoffbedarf allein durch den Verzehr von Obst und Gemüse decken können. Einen Schub lebenswichtiger Vitamine und Mineralstoffe liefern da frische Säfte mit Spirulina.

Variante
Die Götterspeise schmeckt auch gut mit anderen Obstsorten: Mango, Birne, Banane, Pfirsich, Waldbeeren bzw. Kombinationen daraus. Je nach Obstsorte können Sie sie zusätzlich mit Zimt, Kardamom oder Ingwer würzen.

Vitamincocktails richtig gemixt

Spirulinapulver ist ein reines Naturprodukt und im Gegensatz zu Instanterzeugnissen nicht ohne weiteres löslich. Das hat zur Folge, dass es in Verbindung mit Flüssigkeit zur Klumpenbildung kommen kann. Um dies zu vermeiden, wird das Pulver erst mit einem Esslöffel Wasser oder Saft angerührt, bevor man den Rest des Getränks zufügt.

Frische bürgt für Qualität: Spirulinadrinks sollten immer frisch zubereitet werden. Im Trockenzustand lässt sich das Pulver gut lagern, ist es aber erst einmal in Kontakt mit Flüssigkeit gekommen, muss es schnell aufgebraucht werden.

WICHTIG Spirulina sollte nie mit stark säurehaltigen Säften gemischt werden, denn diese zerstören das wertvolle Chlorophyll.

Orangensaft, Zitronen- und Grapefruitsaft, Ananas- und Preiselbeersaft sollten nicht mit Spirulina gemischt werden – sie enthalten zu viel Säure.

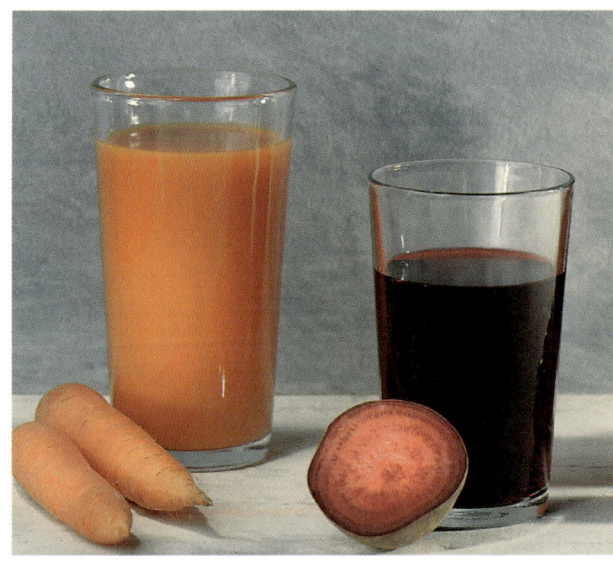

Geben Sie in frisch gepressten Möhrensaft nicht nur Spirulina, sondern auch ein wenig Öl, damit das Beta-Karotin von Ihrem Organismus aufgenommen werden kann.

Spirulina-Gemüse-Cocktail

Zutaten

1 mittelgroßer Apfel • 2–3 Möhren • 1 Rote Bete • 1/4 Sellerie
1/2 Salatgurke • 1–2 TL Spirulinapulver

1 Obst und Gemüse putzen, ungeschält zerkleinern und nach und nach in einen Entsafter geben.

2 Das Spirulinapulver mit etwas Wasser anrühren und mit dem Saft aufgießen.

Möhren sind das Gemüse mit dem höchsten Gehalt an Beta-Karotin – nur Mikroalgen enthalten noch mehr von dieser wertvollen Vitamin-A-Vorstufe, die auch Krebs verhütend wirkt.

Gurkendrink

Zutaten

1 kleine Zwiebel • 1/2 Salatgurke • 3 EL Olivenöl
3 EL Wasser • 2 TL Spirulina • Salz, Cayennepfeffer

1 Die Zwiebel abziehen und grob zerkleinern. Die Gurke würfeln.

2 Alle Zutaten im Mixer pürieren und pikant abschmecken.

Möhren-Mandel-Drink

Zutaten

100 g Möhren • 1 EL geriebene Mandeln • 1 TL Honig
1 TL Spirulina • 200 ml Milch • etwas Petersilie zum
Garnieren

1 Die Möhren schälen und grob zerkleinern.
2 Die Mandeln in einer Pfanne ohne Fett rösten

und anschließend mit den übrigen Zutaten im Mixer pürieren. Mit Petersilie garniert servieren.

Bananen-Apfel-Shake

Zutaten

2 Bananen • 1 Apfel • 3 Feigen oder Datteln • 1 EL Spirulina-pulver • 3 Tassen Wasser • 1 Prise Zimt

Ein köstlicher Erdnussshake lässt sich im Mixer bereiten aus: 1 Banane, 1/4 Liter Butter-milch, 1 Becher Naturjoghurt, 4 Esslöffeln Erdnussmus, etwas Honig und 1 Teelöffel Spirulina.

1 Die Bananen schälen, alle Obstsorten grob zer-kleinern, mit dem Spiruli-napulver und dem Wasser in den Mixer geben und fein pürieren.

2 Mit Zimt bestäuben und sofort servieren.

Superschnelle Drinks

Am wenigsten Aufwand bereitet es, die Mikroalgen in fertigen Gemüse- oder Obstsaft einzurühren. Am bes-ten schmecken sie mit Apfel- oder Heidelbeersaft.

Zubereitung: 1 Teelöffel bis 1 Esslöffel Spirulinapulver mit etwas Saft (Fertigprodukt oder selbst gepresst) oder Wasser anrühren. Die Mischung anschließend mit 1 Li-ter Saft nach Geschmack auffüllen. Sie können jedoch auch selbst gepresste und gemixte Vielfruchtcocktails als Grundlage verwenden, denn neben Monosäften har-monieren bestimmte Obst- und Gemüsesorten in Ver-bindung mit Spirulina sehr gut.

Die richtige Mischung macht's

Apfel +	Möhre (+ Rote Bete)	Möhre +	Sellerie
	Gurke		Aprikose (+ Mango)
	Pfirsich		Pfirsich (+ Mango)
	Heidelbeeren	Pfirsich +	Mango (+ Banane)
	Birne		Papaya (+ Birne)
	Banane (+ Möhre)	Papaya +	eingeweichte
	Sellerie		Dattel + Banane

Ostereier färben mit Spirulina

- Spirulinapulver eignet sich hervorragend zum Färben von Ostereiern. Sie brauchen es nur dem Kochwasser zuzugeben. Das hat zwar keinen Nährwert, doch man kann sicher sein: Diese Speisefarbe ist garantiert unschädlich!
- Einen Teil der Eier mit Spirulina färben, bei anderen Eiern Zwiebelschalen oder die Schalen von Roten Beten ins Kochwasser geben. Die gekochten Eier anschließend mit ein paar Tropfen Öl oder einer Speckschwarte einreiben, damit sie schön glänzen.

Probieren Sie auch einmal, diese Saftmischungen zusätzlich je nach Geschmack mit Kardamom, frisch geriebenem Ingwer, gemahlenem Zimt, gemahlenen Nelken oder echter Bourbon-Vanille zu verfeinern.

Grüne Kraft für starke Kids

Gerade bei Kindern ist eine ausgewogene Ernährung wichtig. Sie sind während des Wachstums dringend auf eine nährstoffreiche Kost angewiesen. Sehr zum Leidwesen ihrer Eltern lehnen viele Kids jedoch alles, was auch nur im Entferntesten gesund aussieht, ab. Wenn es nach ihnen ginge, könnte der Speisezettel ausschließlich aus Spaghetti mit Tomatensauce und Pommes frites mit Ketchup bestehen. Da ist es umso wichtiger, ab und zu ein bisschen »grünes Gold« unters Essen zu mischen. Vor allem der hohe Kalziumgehalt der Mikroalgen spielt dabei eine entscheidende Rolle. Denn Kalzium ist verantwortlich für den Aufbau von Knochen und Zähnen. Auch für Schwangere und Stillende ist daher eine erhöhte Kalziumzufuhr notwendig.

Grüner Apfelsaft, gemixt mit etwas Honig oder Ahornsirup, feinem Mandelmus und Spirulinapulver, könnte der Safthit beim nächsten Kindergeburtstag werden.

Grüner Kalziumdrink

Zutaten für 1 großes Glas
Fruchtfleisch von 1/2 Avocado • 1/2 Bund Basilikum
2 Tropfen Distelöl • 5 Walnusskerne • 1 TL Spirulina
1 EL Schmelzflocken • 150 ml Lapachotee

Ersetzen Sie das tägliche Glas Milch ab und zu durch den grünen Kalziumdrink: Von seinem Kalziumgehalt kann Milch nur träumen!

1 Avocado, gehacktes Basilikum, Öl, Walnusskerne und Spirulina im Mixer pürieren.

2 Die Schmelzflocken einrühren und die Mischung mit kaltem Lapachotee aufgießen.

Wie kommt Spirulina bei Kindern an?

Gerade Kinder in der entscheidenden Wachstumsphase brauchen besonders viele Vitamine und Mineralien zum Aufbau eines starken Immunsystems und eines gesunden Knochenskeletts.

Erstaunlicherweise kommt Spirulina bei Kindern, denen ja normalerweise nur allzu schnell ein »Igittigitt« auf den Lippen liegt, oft sehr gut an. Ob es die grüne Farbe ist oder der Geschmack – wer kann das schon genau sagen. Viele Kinder scheinen jedenfalls auf den Geschmack der Mikroalgen genauso versessen zu sein wie sonst nur auf die süßen Naschereien. Sind sie von klein auf an die dunkelgrünen Tabletten gewöhnt, kauen und lutschen sie geradezu inbrünstig darauf herum und lachen uns mit breitem grünem Grinsen an. Da kann es schon einmal vorkommen, dass man vor ihnen das Spirulinaglas verstecken muss wie normalerweise nur Süßigkeiten oder salzige Kartoffelchips.

Von den farblichen Möglichkeiten der Mikroalgen sind Kinder besonders begeistert – z. B. bei der Weihnachtsbäckerei.

Tannenbaumplätzchen

Zutaten

100 g Butter • 180 g Vollkornweizenmehl • 20 g Rohrzucker
3 EL süße Sahne • 1/2 TL Spirulinapulver

1 Alle Zutaten rasch zu einem glatten Teig verarbeiten. Den Teig 1 Stunde im Kühlschrank ruhen lassen.

2 Anschließend den Teig dünn ausrollen und Tannenbäume ausstechen. Die Bäumchen auf ein mit Backpapier ausgelegtes Backblech legen und bei 175 °C (Umluft 160 °C) etwa 15 Minuten backen.

Babynahrung mit Mikroalgen

Angesichts der beschriebenen Schwierigkeiten des menschlichen Organismus, Kuhmilch vollständig zu verwerten, ist es wichtig, sich auch über die Ernährung von Babys Gedanken zu machen.

Gerade in der Säuglingsnahrung erscheint die Kuhmilch auf den ersten Blick ja als einzige Alternative zur Muttermilch. Und die meisten Babys werden nach dem Abstillen mit milchhaltigen Breien gefüttert – ohne dass die Unverträglichkeit des in der Milch in hoher Konzentration enthaltenen Kaseineiweißes in Betracht gezogen wird.

Zur Muttermilch gibt es oft nur chemisch hergestellte Alternativen, vor allem in den ersten Monaten, denn sie ist das von der Natur bereitgestellte Lebenselixier. Die Nahrungsmittelindustrie bietet so genannte teiladaptierte Milch an, die insbesondere für Allergie gefährdete Kinder geeignet ist, aber eben nur ein Ersatz ist. Doch was gibt es nach dem Abstillen für Möglichkeiten?

Spirulina in Verbindung mit Obstmus ergibt eine gesunde Zwischenmahlzeit für Kleinkinder.

Milchersatz mit Spirulina

Mehrfach ungesättigte Fettsäuren – so auch die in der Muttermilch enthaltene Gamma-Linolensäure – kann unser Organismus nicht selbst bilden. Die Mikroalgen liefern auch diesen lebensnotwendigen Nährstoff.

Wer nicht stillen kann oder möchte, hat es schwer, eine für Säuglinge geeignete Milch zu finden. Eine kritische Distanz zur chemisch aufbereiteten adaptierten Kuhmilch ist sicher angebracht, aber andere natürliche Ersatzstoffe sind nicht immer verfügbar. Von Stutenmilch oder Ziegenmilch als Ersatz ist man in Europa ebenfalls abgekommen. Als Alternative zur Kuhmilch ist die Spirulinaalge mit ihrem hohen Kalzium- und Eiweißanteil. Einen halben Teelöffel Spirulinapulver unter eine Portion Mandel- oder Reismilchbrei (aus dem Naturkostladen oder Reformhaus) gemischt, ergibt eine vom ernährungsphysiologischen Standpunkt aus gesehen geradezu ideale Babykost.

Spirulina – Geschmackssache?

Und wie sieht es mit dem Geschmack aus? Haben wir nicht alle das Bild von Spinat spuckenden Kleinkindern vor Augen, die alles ablehnen, was nicht so schmeckt,

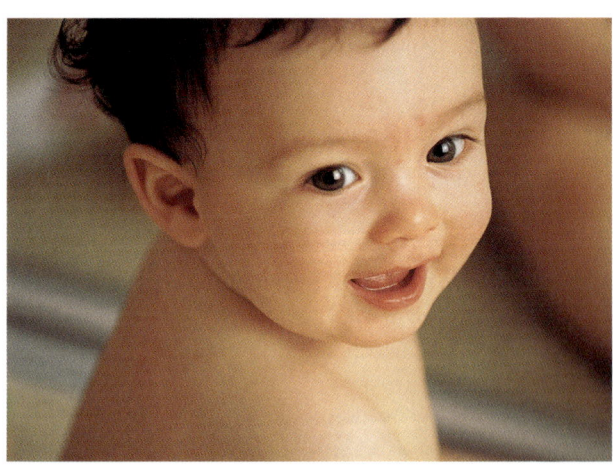

Mikroalgen sind die ideale Babykost, wenn das Kind nicht gestillt werden kann.

wie sie es gern hätten? Dazu kann man nur Folgendes sagen: Ein Baby, das nicht von klein auf an süße – also zuckerhaltige – Breie gewöhnt ist, wird den Spirulinageschmack als völlig normal empfinden und nicht ablehnen! Denken Sie in diesem Zusammenhang auch immer an die Folgen süßer Breie und mit süßen Säften gefüllter Nuckelflaschen für die Zähne!

Besonders gern wird die Mikroalgenkost übrigens angenommen, wenn die Mutter bereits während der Schwangerschaft und Stillzeit selbst ihre Nahrung mit Spirulina aufgewertet hat. Dann ist der Geschmack für die Kleinen das Normalste der Welt! Doch auch eine spätere Umstellung auf Mandelmilch oder mit Wasser angerührten Reisflocken mit Mikroalgen muss nicht zum Scheitern verurteilt sein, denn oft gefällt Kleinkindern der Naturgeschmack von Spirulina ausgesprochen gut. Sollte Ihr Baby diese Art von Nahrung dennoch ablehnen, können Sie es mit dem Zusatz von etwas Honig probieren.

Spirulina-Mandel-Milch

Zutaten
60 g Mandeln • 1/2 l Wasser • 1–2 TL Spirulinapulver eventuell 1 EL Honig

1 Die Mandeln ungefähr 12 Stunden lang in Wasser einweichen. Anschließend mit heißem Wasser überbrühen und die abgelösten Schalen gründlich entfernen.

2 Die Mandeln fein mahlen, mit Wasser, Spirulinapulver und Honig ins Mixerglas füllen und zu einer Flüssigkeit verrühren. Verbliebene große Stückchen heraussieben.

Eine der wichtigsten Erziehungsmaßnahmen für Ihr Baby ist, es nicht an zu viel Zucker zu gewöhnen. Ist eine solche Vorliebe erst einmal ausgeprägt, wird Ihr Kind sie sein Leben lang kaum noch los.

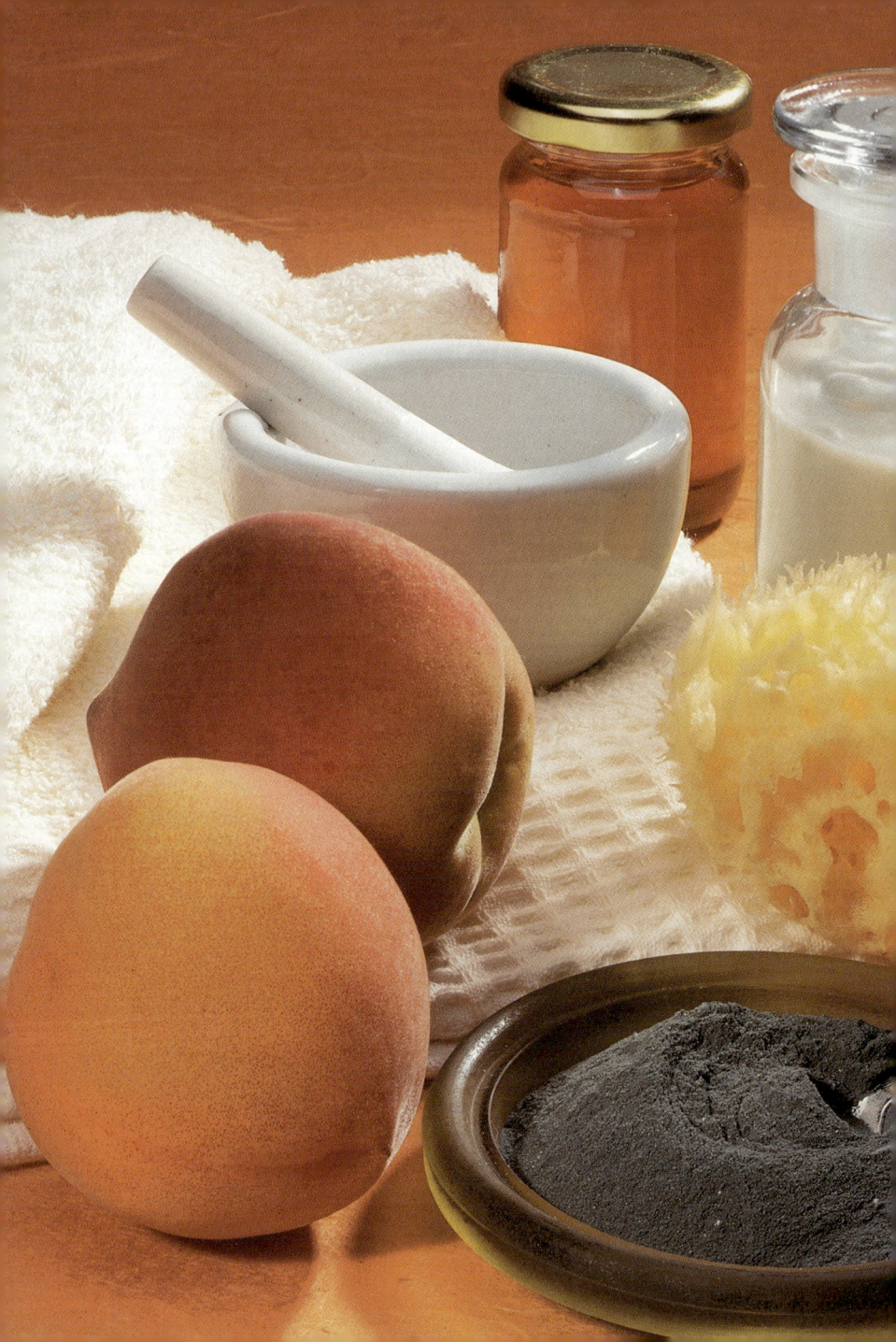

Äußerliche Anwendung

Mikroalgen entfalten die Vorzüge ihres hohen Nähr-stoffanteils nicht nur als Nahrungsergänzung. Auch in der äußerlichen Anwendung sind sie wirkungsvoll, und sie lassen sich daher in der Haut- und Körperpflege ebenso einsetzen wie unterstützend bei der Behandlung diverser Hautprobleme.

Tägliche Hautpflege

Die Haut ist das größte Organ des Menschen und vielfältigen Umwelteinflüssen ausgesetzt. Damit Sie sich in Ihrer Haut wohl fühlen, bedarf es einer spezifischen, auf den Hauttyp abgestimmten Pflege.

Bei den meisten Menschen ist die Haut eher trocken oder fettig; daneben gibt es auch noch verschiedene Mischtypen. Eine gute Pflege ist ungeachtet des Alters und des Hautbilds wichtig. Mit Spirulina können Sie Ihrer Haut jeden Tag etwas Gutes tun. Denn Spirulina gedeiht als Einzige unter den Mikroalgen in alkalischem, stark salzhaltigem Wasser, über das sie eine Vielfalt von Nahrstoffen aufnimmt. Die hohe Konzentration und die ausgewogene Zusammensetzung dieser Stoffe in den blaugrünen Algen erklärt deren bemerkenswert revitalisierende und aufbauende Wirkung auf die Haut.

Mittlerweile werden für alle Hauttypen fertige Kosmetikpräparate auf der Basis von Spirulina angeboten. Da gibt es Reinigungsemulsionen, Gesichtswässer, Pflegecremes für Tag und Nacht ebenso wie Peelings und Masken (siehe Bezugsquellen auf Seite 126).

Ein gesundes Hautbild kann erblich bedingt sein. Meist ist es aber auf eine ausgewogene Ernährung, einen intakten Hormonhaushalt, eine gute gesundheitliche Verfassung sowie auf eine intensive Pflege zurückzuführen.

Mit Mikroalgen hergestellte Kosmetika nähren Haut und Haare.

Auf natürliche Weise schön

Auf dem Markt gibt es die verschiedensten Kosmetika, in denen auch viele der in Spirulina enthaltenen Nährstoffe zu finden sind. Meist handelt es sich dabei um synthetische Varianten dessen, was Spirulina von Natur aus bereitstellt. Ganz abgesehen davon, dass die kosmetische Industrie bei der Produktion von Töpfchen und Tiegelchen auf Tierversuche angewiesen ist und die Umwelt belastet, weiß der Körper mit künstlich hergestellten Substanzen oftmals nichts Rechtes anzufangen. Natürliche Stoffe aber kann er identifizieren und nimmt sie dankbar an. So sind mit Spirulina angereicherte Körperpflegemittel ungleich effektiver als andere. Welches Spektrum an Wirkstoffen der Haut damit geboten wird, ersehen Sie aus folgender Übersicht.

Beta-Karotin hilft der Haut bei der Entgiftung. Wie wichtig das ist, wird deutlich, wenn man bedenkt, dass 20 Prozent der Stoffwechselabfälle durch die Haut ausgeschieden werden.

Wirkstoffe für die Haut in Spirulina

Beta-Karotin

Beta-Karotin ist eine Vorstufe von Vitamin A. Es schützt die Haut vor Umwelteinflüssen und verhilft ihr zu neuer Elastizität. Beta-Karotin unterstützt in der Kombination mit Vitamin E, Selen und Zink die Fähigkeit der Haut, Schlacken zu eliminieren.

Chlorophyll

Chlorophyll absorbiert Sonnenlicht und gibt es durch die Nahrung oder über die Haut an den Menschen weiter. Für den Hautstoffwechsel ist es insbesondere wegen seiner zellaufbauenden und sauerstoffspeichernden Fähigkeit interessant. Durch seine antibakteriellen Eigenschaften wirkt es gleichzeitig Entzündungen der Haut entgegen.

Gamma-Linolensäure

Gamma-Linolensäure kann vom Körper nicht selbst gebildet werden. Sie vermindert den Wasserverlust der Haut, fördert die Durchblutung und schützt vor UV-Strahlung.

Mineralien und Spurenelemente

Mineralien und Spurenelemente sind wichtige Bestandteile der intrazellulären Flüssigkeit, aus der sich die Zelle ernährt, und damit unverzichtbar für eine optimale Funktion der Haut. Gerade bei Mineralien und Spurenelementen kommt es auf eine gute Versorgung von innen und von außen an.

Proteine

Proteine werden aus den Aminosäuren gebildet, die als natürliche Hautelemente das Selbstregulierungssystem auf Trab bringen und in Schwung halten. Sie bilden das Energiepotenzial der Zellen und schützen die Haut gegen Feuchtigkeitsverluste. Gleichzeitig regen sie die Regeneration der Kollagenfasern in den tieferen Hautschichten an. Unser Körper benötigt ingesamt 20 verschiedene Aminosäuren, um unterschiedliche Proteine zu bilden. Einige davon mussen regelmäßig durch die Nahrung aufgenommen werden. Spirulina ist so reich an Aminosäuren wie keine andere Pflanze.

Vitamine

Vitamine aktivieren die Funktion der Epidermis und spielen damit eine wichtige Rolle bei der Verzögerung des Hautalterungsprozesses. Welche Vitamine im Einzelnen in Spirulina enthalten sind, zeigt die Übersicht auf Seite 32 ff.

Die regelmäßige Gesichtspflege ist Grundvoraussetzung für eine gesunde Haut. Durch die tägliche Pflege mit Spirulina stellen Sie dem Körper all das zur Verfügung, was er für die Schönheit von innen und von außen braucht.

Masken – Urlaub für die Haut

Zusätzlich zur täglichen Reinigung können Sie mit Masken dafür sorgen, dass Ihre Haut länger straff und elastisch bleibt und frischer aussieht. Dank ihrer nährenden, feuchtigkeitsschützenden und beruhigenden Wirkung sind Spirulinamasken für alle Hauttypen geeignet. Sie wirken gegen Austrocknen ebenso wie gegen Unreinheiten.

Gesichtsmasken und Packungen auf Algenbasis führen der Haut viele unverzichtbare Nährstoffe zu.

Spirulina pur

Für diese Maske wird einfach 1 Esslöffel Spirulinapulver mit etwas Wasser zu einer Paste verrührt und auf die Haut aufgetragen. Nach etwa 1/4 Stunde können Sie die Maske mit einem feuchten Waschlappen abnehmen und mit viel klarem Wasser nachspülen. Anschließend die Haut mit Gesichtswasser klären und wie gewohnt eincremen. Hilft hervorragend bei Hautunreinheiten.

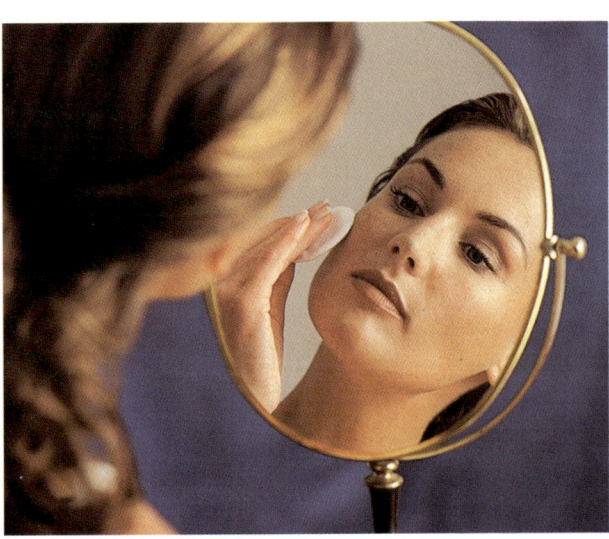

Angesichts steigender Belastung der Haut durch Schadstoffe und Umweltgifte ist eine regelmäßige sanfte Pflege vonnöten.

Fruchtmaske mit Spirulina

Aus Aprikosen, Pfirsichen und Äpfeln lassen sich hervorragende Gesichtsmasken herstellen: Je nach Größe etwa 2 bis 3 Aprikosen, 1 bis 2 Pfirsiche oder 1 Apfel im Mixer pürieren. 1 gehäuften Teelöffel Spirulinapulver zugeben, nochmals durchmixen. Wenn Sie 1 Ei oder 1 Teelöffel Honig unterrühren, verleiht das der Mischung mehr Substanz. 15 bis 20 Minuten einwirken lassen und mit einem Waschlappen abnehmen. Mit Wasser nachspülen, mit Gesichtswasser klären und eincremen.

Obstmasken sind zwar sehr gut für die Haut, aber sie verlaufen leicht. Am besten setzen Sie sich bei der Anwendung in die Badewanne – was zusätzlich zur Entspannung beiträgt.

Spirulinamasken für Eilige

Wer es eilig hat und keine Zeit findet, selbst eine Maske anzurühren, der kann auch jede Fertigmaske mit Spirulina aufwerten. Dazu einfach Spirulinapulver mit dem gekauften Produkt vermischen. Rühren Sie jedoch immer nur so viel an, wie Sie für eine Behandlung brauchen – in trockenem Zustand und in licht- und luftdichter Verpackung lässt sich Spirulina gut aufheben, ist sie aber erst einmal in Verbindung mit Flüssigkeit gebracht worden, muss sie sofort aufgebraucht werden.

Augenmaske mit Spirulina

Nach einem langen Arbeitstag oder auch, wenn es am Vorabend einmal wieder viel zu spät geworden ist, wirkt eine Augenmaske ausgesprochen beruhigend und entspannend. Sie ist ganz einfach anzuwenden: Übergießen Sie 2 Kamillenteebeutel mit kochendem Wasser. Rühren Sie 1 Teelöffel Spirulinapulver in den Tee ein, und warten Sie, bis die Mischung auf Körperwärme abgekühlt ist. Drücken Sie die Beutel aus, legen Sie sie auf die geschlossenen Augen, und lassen Sie sie einige Minuten einwirken.

Rubbeln Sie Ihre Haut glatt

Ein Peeling beseitigt abgestorbene Hautzellen von der Hautoberfläche und lässt den Teint frischer und gesünder aussehen. Mischen Sie 1 Tasse Hafermehl mit 1 Teelöffel Honig und 1 Tasse gemahlenen Mandeln. Geben Sie 1 Teelöffel Spirulina dazu, und rühren Sie gut um. Wenn die Mischung zu fest ist, können Sie sie mit etwas Wasser – besser noch Rosenwasser – verdünnen. Tragen Sie das Ganze wie eine Maske auf, und massieren Sie es mit angefeuchteten Fingerspitzen sanft ein. Dabei besonders schuppige Stellen oder Mitesserproblemzonen bearbeiten. Das Peeling anschließend mit einem feuchten Waschlappen abnehmen, mit viel klarem Wasser nachspülen und mit Gesichtswasser klären. Zum Schluss die Haut gut eincremen.

Die wohltuende Wirkung einer Gesichtsmaske kommt noch mehr zum Tragen, wenn Sie vorher ein Peeling machen.

Quarkpackung mit Spirulina

Quark ist eine ausgezeichnete Basis für eine nährende und beruhigende Spirulinamaske nach dem Peeling: Pro Behandlung brauchen Sie 2 bis 3 Esslöffel. Mischen Sie 1 Teelöffel Spirulinapulver und 1 Hand voll fein gehackte Petersilie darunter. Den Brei auftragen, mit einer Mullkompresse abdecken, 30 Minuten einwirken lassen und warm abwaschen.

Vorsicht, Spirulina färbt ab

● Achtung: Zum Abnehmen von Spirulinamasken sollten Sie nicht gerade Ihre allerschönsten nagelneuen Waschlappen verwenden.
● Die intensive grüne Farbe geht zwar gut von der Haut ab, lässt sich aber nicht so ohne weiteres aus dem Stoff auswaschen!

Erste Hilfe für die Hände

Hausarbeit und zarte Hände – das scheint sich zu widersprechen, und doch: Spirulina kann helfen, die Spuren des Alltags verschwinden zu lassen. Für die tägliche Pflege etwas Spirulinapulver in eine fertig gekaufte Creme für trockene Haut einrühren, ein paar Minuten quellen lassen, dann nochmals gut verrühren. Nie mehr als die Menge für ein bis zwei Tage anmischen!
Die Creme nach jedem Händewaschen auftragen und gut ins Nagelbett einmassieren. Das sieht anfangs etwas merkwürdig aus, denn die Hände werden völlig grün, doch nach ein paar Minuten hat die Haut die Farbe vollkommen aufgenommen. Letzte Reste am Nagelbett lassen sich leicht mit einem Maniküreestäbchen entfernen. Die Hände danken Ihnen diese Wohltat mit einer wunderbar glatten Haut.

Ein guter Schutz für strapazierte Hände: Tragen Sie bei der Hausarbeit Gummihandschuhe und im Winter warme Handschuhe gegen die Kälte.

Spirulinahandpackung

In ganz hartnäckigen Fällen hilft eine Spirulinahandpackung. Dazu vor dem Schlafengehen die oben beschriebene Spirulinacreme messerrückendick auf die Hände auftragen und Mullhandschuhe darüber ziehen. Am nächsten Morgen sind die rauen Stellen weitgehend verschwunden.

Fußpflege mit Mikroalgen

Unsere Füße sind dazu gedacht, uns zu tragen, und so sollte es ihnen auch nicht viel ausmachen, wenn wir tagaus, tagein auf den Beinen sind. Dennoch leiden viele von uns unter rissiger Haut, Hühneraugen und Schwielen. Und auch der Fußpilz greift um sich. Kein Wunder, wo wir doch meistens nicht mehr barfuß unterwegs sind,

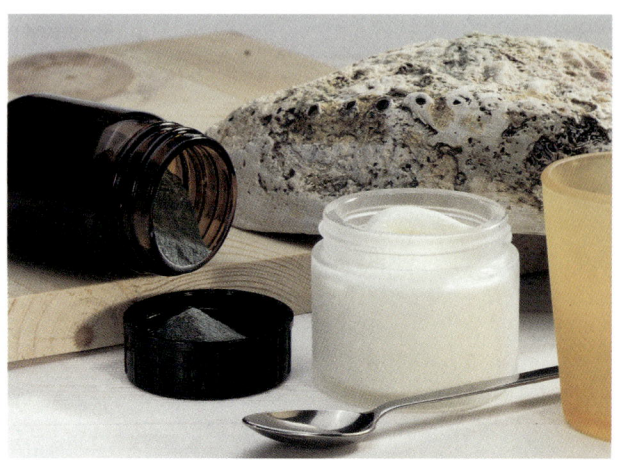

Wenn Sie Ihre Kosmetika mit Vitalstoffen anreichern wollen, geben Sie einfach etwas Spirulinapulver in Ihre Creme oder Lotion.

Regelmäßige Fußbäder regen nicht nur den Kreislauf an, sie machen auch vernachlässigte und raue Haut wieder zart und geschmeidig. Vor der Pediküre hilft ein Bad, die Zehennägel und die Nagelhaut aufzuweichen.

sondern unsere Füße in Strümpfe aus mehr oder weniger synthetischen Materialien und oftmals in viel zu enge, unbequeme, hohe Schuhe zwängen. Das feuchtwarme Ambiente, das auf diese Weise entsteht, ist ein geradezu idealer Nährboden für Parasiten.

Nun können wir in unseren Breiten schon aus klimatischen Gründen kaum ganz auf Strümpfe und Schuhe verzichten und künftig nur noch barfuß gehen, zumal das bei dem einen oder anderen Anlass sicher etwas merkwürdig anmuten dürfte. Wer sich dennoch nicht mit Fußpilz, schmerzhaften Hautrissen und unansehnlicher Hornhaut abfinden will, für den sind Fußbäder mit Spirulina genau das Richtige.

Eine Wohltat für die Füße – Spirulinabäder

Füllen Sie eine große Schüssel mit heißem Wasser. Rühren Sie 2 bis 3 Esslöffel Spirulinapulver zuerst mit etwas kaltem Wasser an, geben Sie die Mischung dann ins Wasser, und verteilen Sie sie darin. Das Wasser sollte so heiß sein, wie Sie es gerade noch aushalten können.

Stellen Sie die Füße so lange in das Bad, bis es abgekühlt ist. Dann trocknen Sie sie ab und cremen sie gut ein, am besten mit einer Spirulinacreme für trockene Haut. Wiederholen Sie dieses Fußbad täglich mindestens 1 Woche lang. Es wirkt in erster Linie gegen Fußpilz. Aber auch wenn Sie nicht darunter leiden, können Sie mit dieser Kur Ihren Füßen etwas Gutes tun: Die Haut wird schön glatt und weich.

Was tun bei Hautproblemen?

Ob Neurodermitis oder Psoriasis – chronische Hautkrankheiten sind auf dem Vormarsch. Nun haben die verordneten meist kortisonhaltigen Salben zwar eine lindernde Wirkung und beschleunigen die Abheilung, doch die Patienten müssen dafür Nebenwirkungen in Kauf nehmen. Darüber hinaus wird mit einer solchen äußerlichen Behandlung nichts an der eigentlichen Ursache der Krankheit geändert: Sowohl Neurodermitis als auch Psoriasis beruhen auf Stoffwechselstörungen, und wenn es nicht zu einer generellen Lebensumstellung kommt, bleiben alle Bemühungen an der Oberfläche hängen. Eine Nahrungsergänzung mit Mikroalgen bietet da die richtige – und natürliche – Lösung, denn sie aktiviert den Stoffwechsel, reinigt den Organismus und stärkt die Selbstheilungskräfte.

Dennoch reicht es natürlich nicht aus, ab und zu ein paar von den kleinen grünen Tabletten zu schlucken, um massive Beschwerden in den Griff zu bekommen. Mikroalgen sind eben kein Medikament. Regelmäßig und in ausreichender Menge genommen, liefern sie dem Körper jedoch die Baustoffe, die er braucht, um sich seine eigenen Regulanzien selbst herzustellen und so langfristig zu seiner normalen Funktion zurückzufinden.

Auch zur Lösung von Hautproblemen kann es beitragen, wenn Sie Ihre Lebens- und Ernährungsgewohnheiten langfristig umstellen, so dass es dem gesamten Organismus gut tut.

Innerlich und äußerlich mit Spirulina

Gerade bei Neurodermitis und Psoriasis kommt es auf eine Behandlung von innen und von außen an. Außerdem ist wie bei allen chronischen Krankheiten ein hohes Maß an Geduld gefragt. Am besten ist es, wenn Sie Ihre Ernährungsgewohnheiten langfristig umstellen, beispielsweise auf vegetarische Vollwertkost. Zusätzlich sollten Sie 3-mal täglich bis zu 15 Tabletten oder 3 gehäufte Teelöffel Spirulinapulver einnehmen und außerdem die betroffenen Stellen über mindestens 1 Monat hinweg täglich mit einer Spirulinapackung behandeln.

Zu Neuroder-mitis und Psoriasis siehe auch Kapitel »Heilen mit Mikroalgen von A bis Z«, Seite 120f.

Spirulinapackung

Verrühren Sie 1 Esslöffel Spirulinapulver mit etwas Wasser zu einer Paste, und tragen Sie diese auf die Haut auf. Nach etwa 1/4 Stunde können Sie die Packung mit einem feuchten Waschlappen abnehmen und mit klarem Wasser nachspülen. Diese Spirulinapackung hilft übrigens auch hervorragend bei Akne, allergischen Hautausschlägen und Ekzemen.

Körper gesund, Haare gesund

Ob wir gesund sind oder nicht, erkennt man nicht zuletzt an unserem Haar. Schönes glänzendes und kräftiges Haar ist daher ein guter Indikator dafür, wie sich ein Mensch fühlt. Manchen wachsen bei all dem Alltagsstress buchstäblich graue Haare, bei anderen wiederum bleibt die halbe Pracht im Kamm hängen. In solchen Fällen empfiehlt sich eine Nahrungsergänzung mit Spirulina. Denn Mikroalgen setzen dort an, wo die Schönheit herkommt – innen.

Gesunde Haarfarbe von innen

Reichern Sie Ihren täglichen Speiseplan mit Spirulina an, oder nehmen Sie regelmäßig Spirulinatabletten oder -pulver ein. Die in Mikroalgen enthaltene Folsäure sorgt nicht nur dafür, dass das Blut rot ist, sondern auch, dass die Haare länger blond, rot, braun oder schwarz bleiben. Das spart so manche DM beim Friseur, denn kostspieliges und oftmals auch schädliches chemisches Färben ist dann nicht länger nötig.

Mikroalgen kontra Haarausfall

Die Haarwurzeln reagieren sehr empfindlich auf Stress, Krankheiten und Versorgungsmängel. Nur wenn ihren Zellen ausreichende Mengen an Nährstoffen zugeführt werden, können sie gesundes neues Haar aufbauen. Steht zu wenig qualitativ hochwertiges Eiweiß zur Verfügung oder liegt ein Mangel an B-Vitaminen, Vitamin A, Zink oder Kupfer vor, kann das die Haarproduktion beeinträchtigen. Auf solche Mangelerscheinungen zurückzuführender Haarausfall lässt sich mit Mikroalgen bremsen. Führen Sie dazu eine kurmäßige Nahrungsergänzung mit Spirulina durch: Nehmen Sie über einen längeren Zeitraum hinweg täglich 6 Tabletten ein.

Ebenfalls wichtig für gesundes und schönes Haar sind der Mineralstoff Zink sowie die B-Vitamine. Auch diese Stoffe sind in Spirulina enthalten.

Prophylaxe mit Mikroalgen

Sie müssen nicht mit der Einnahme von Mikroalgen warten, bis Ihre Haare grau werden oder gar ausfallen: Die regelmäßige Nahrungsergänzung mit Spirulina bringt den Stoffwechsel in Schwung und versorgt den Körper mit allem, was er braucht.
Das dankt er Ihnen mit schönem Haar und gesunden, festen Fingernägeln.

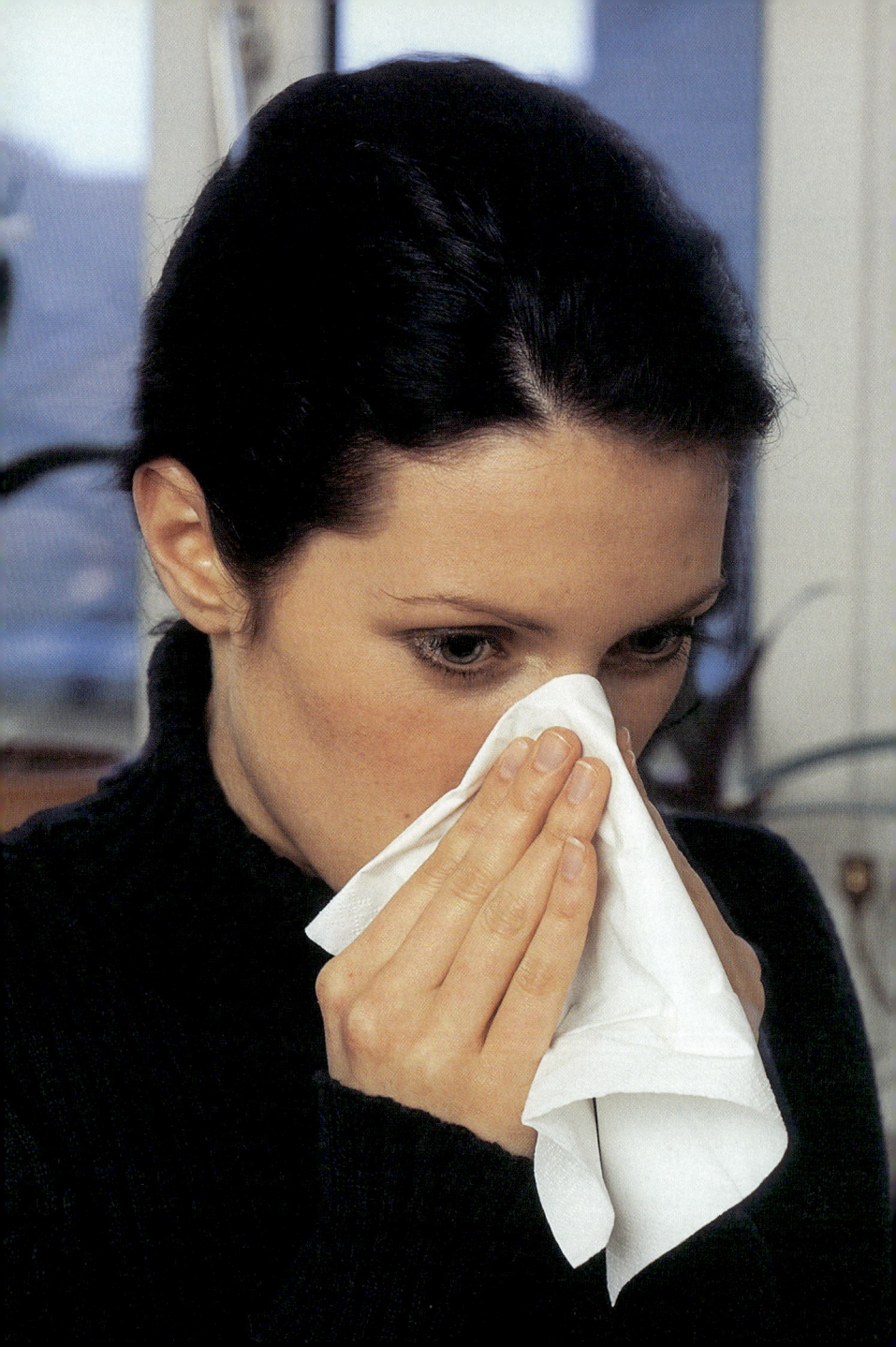

Heilen mit Mikro-
algen von A bis Z

Mikroalgen sind kein Heilmittel im eigentlichen Sinn, sondern bieten eine natürliche Basisversorgung mit Mikronährstoffen. Ihre Stärke liegt dabei in erster Linie in der Vorbeugung und nicht in der Heilung bereits bestehender Krankheiten, obgleich sich durch ihren Verzehr gerade bei ernährungsbedingten oder durch Schadstoffbelastung verursachten Symptomen oftmals eine Besserung einstellt. Das liegt vermutlich daran, dass durch die Algennahrung die ausgezehrten Nährstoffdepots wieder gefüllt werden und der Organismus damit Hilfe zur Selbsthilfe bekommt.

Keine Wunderdroge

Dennoch sollte man Mikroalgen nicht als Wunderdroge missverstehen. Sie stellen eine Ergänzung zur täglichen Ernährung dar, und wer seinen Körper permanent mit Fleisch, Fett, pappigem Weißbrot, Konservennahrung, Fastfood und Süßwaren traktiert, kann auch von Mikroalgen keine großartigen Erfolge erwarten. Unser Körper will rundum gut behandelt werden. Eine grüne Pille allein – und sei es die allerbeste, allernatürlichste und allergesündeste reicht nun einmal nicht!

Natürliche Prophylaxe mit Mikroalgen

Der vorbeugende Verzehr von Mikroalgen basiert auf dem lebensbejahenden Konzept, über die Ernährung gesund zu werden und nicht über Medikamente. So werden die winzigen Organismen auch als Probiotikum bezeichnet (»pro« ist lateinisch und bedeutet »für« oder

Spirulina ist kein Allheilmittel gegen alle möglichen Krankheiten, kann aber – in Verbindung mit einer ausgewogenen Ernährung – die Reaktivierung der Selbstheilungskräfte des Organismus unterstützen.

Wenn das Immunsystem versagt, helfen Mikroalgen zur Selbsthilfe.

»gemäß«, »bios« kommt aus dem Griechischen und steht für »das Leben« – »pro bios« heißt also »für das Leben«). Anders als die in der modernen westlichen Welt nicht nur zur Krankheitsbekämpfung, sondern sogar als Futterzusatz (!) in der Tierhaltung eingesetzten Antibiotika (»anti« ist griechisch für »gegen«) konzentrieren Mikroalgen sich nämlich auf die Erweckung und Stärkung der Lebenskräfte.

Akne

Vor allem in der Pubertät spielt die Haut oft verrückt: Die Talgdrüsen sind überaktiv und bescheren so manchem Jugendlichen Pickel und Mitesser – und das ausgerechnet vor dem ersten Date. Kein Wunder, denn Nervosität und Stress regen die Talgproduktion zusätzlich an. Vor lauter Verzweiflung greift die/der Leidgeprüfte zu scharfen Waffen: Mit Waschcremes und Lotionen, Gesichtswassern und Komedonenquetschern versucht sie/er, der Plage zu Leibe zu rücken. Das Resultat ist leider oft enttäuschend, denn je mehr man an der entzündeten Haut wäscht, zerrt und zupft, desto gereizter reagiert sie.

Es sind beileibe nicht nur Jugendliche, die unter diesen Pusteln und Mitessern leiden. Auch immer mehr Erwachsene haben damit zu tun.

Innerliche Anwendung

Die emotionalen Faktoren, die erwiesenermaßen beim Auftreten von Akne eine wichtige Rolle spielen, lassen sich durch Mikroalgen natürlich kaum beeinflussen. Dennoch lässt sich das gestörte Hautbild durch Spirulina verbessern. Führen Sie dazu eine kurmäßige hoch dosierte Nahrungsergänzung mit Spirulina durch: Neh-

Bei Akne treten entzündete Pickel in mehr oder minder großer Zahl auf, wobei die Entzündungen in tiefe Hautschichten hineinreichen. Eine ausgeprägte Akne sollte deshalb immer vom Arzt oder Heilpraktiker behandelt werden.

men Sie über einen längeren Zeitraum hinweg 3-mal täglich insgesamt bis zu 15 Tabletten oder jeweils 3 gehäufte Teelöffel Pulver ein. Das darin reichlich enthaltene Chlorophyll sorgt nämlich für eine Anregung des Hautstoffwechsels und unterstützt den Wundheilungsprozess.

Äußerliche Anwendung

Zur Beruhigung der Haut empfiehlt sich eine Spirulinapackung. Verrühren Sie 1 Esslöffel Spirulinapulver mit Wasser zu eine Paste. Tragen Sie diese auf die betroffenen Stellen auf. Nach 1/4 Stunde können Sie die Packung mit einem feuchten Waschlappen abnehmen und mit klarem Wasser nachspülen. Diese Anwendung mindestens 1 Monat lang täglich wiederholen.

Allergien

Triefende Augen, rote Nase, Hautausschläge und kratzende Bronchien gehören für immer mehr Menschen zum Alltag: Ihr Organismus wehrt sich gegen die stark wachsende Zahl der auf ihn einwirkenden Umweltgifte, indem er Amok läuft und völlig harmlose Stoffe, z. B. Pollen, Erdbeeren oder Zitrusfruchtsaft, als Feinde identifiziert. Auf die schießt er dann mit schwerem Geschütz. Eine Vielzahl von Histaminen wird ausgeschüttet, um die Eindringlinge abzuwehren.

Die Folge: Die Haut juckt, und die Schleimhäute schwellen an. Das funktioniert so gut, dass der leidgeplagte Allergiker kaum noch Luft bekommt. Ist die Überreaktion besonders heftig, kann es sogar so weit kommen, dass die Immunzellen unsere eigenen Zellen und Gewebe angreifen. In diesem Fall spricht man von einer Autoimmunreaktion.

Durch unsachgemäßes Herumdrücken an Pickeln kann man entzündungsaktive Fettsäuren, die im Talg enthalten sind, in die umgebende Haut pressen. Die Folge: Der Pickel entzündet sich noch mehr, es bilden sich neue Pickel, und Narben können entstehen.

Die Abwehr mit Nährstoffen harmonisieren

Umwelt-, aber auch lebensmittelbedingte Unverträglichkeiten treten bei einem schecht versorgten Immunsystem wesentlich häufiger auf. Stehen dem Körper alle benötigten Nährstoffe zur Verfügung, kann er nicht nur eine gesunde Abwehr aufbauen, sondern gleichzeitig die Unversehrtheit der Haut und der Innenwände der Verdauungs- und Atmungsorgane aufrechterhalten. Mikroalgen können eine schlechte Versorgungslage des Immunsystems ausgleichen und auf diese Weise dazu beitragen, allergische Symptome zu vermindern.

Heute leidet bereits jeder vierte Bundesbürger unter einer Allergie. So vielfältig die Auslöser sind, so vielfältig sind auch die Erscheinungsbilder dieser Volkskrankheit, der eine überschießende Reaktion des Immunsystems zugrunde liegt.

Schulmediziner oft ratlos

Die Schulmedizin steht dem Phänomen Allergie nach wie vor meist hilflos gegenüber und beschränkt sich darauf, die Symptome zu unterdrücken oder den Körper Schritt für Schritt an das Allergen zu gewöhnen. Mit dem Erfolg, dass sich die Allergie nach dieser so genannten Hyposensibilisierung gelegentlich verschiebt und der Körper fortan nicht mehr auf Blütenpollen, sondern z. B. auf Erdbeeren reagiert. Die Naturheilkunde bietet hier mit dem Bioresonanzverfahren schon sehr viel bessere Heilungschancen.

Innerliche Anwendung

Eine Allergie bedeutet, dass das Immunsystem verrückt spielt, und so hilft den Betroffenen alles, was die Abwehrkräfte reguliert. Gerade für Allergiker ist es wichtig, das ganze Jahr über etwas für eine ausgewogene Körperabwehr zu tun. Die Nahrungsergänzung mit Spirulina in Form von Tabletten oder Pulver sorgt gleichzeitig für eine Entgiftung des Organismus, die auch die Allergieanfälligkeit herabsetzt.

Amalgambelastung

Die in Zahnplomben enthaltenen Schwermetalle – allen voran Quecksilber – führen zu teilweise gravierenden gesundheitlichen Beeinträchtigungen. Mit dem Herausbohren des Amalgams ist es nicht getan, der Körper hat meist bereits eine gewisse Menge der schädlichen Substanzen aufgenommen und eingelagert. Die Beseitigung der alten Füllungen muss von einer Ausleitung der Schwermetalle begleitet werden.

Innerliche Anwendung

Mikroalgen fördern die Ausscheidung der im Körpergewebe gespeicherten schädlichen Amalgambestandteile, ohne dem Organismus wertvolle Mineralstoffe zu entziehen, wie dies bei einer herkömmlichen Ausleitungstherapie oftmals der Fall ist. Führen Sie also als Begleitmaßnahme eine längere Kur mit Spirulina oder Chlorella durch.

Um Ihre Zähne gesund zu erhalten, brauchen Sie vor allem Kalzium und Vitamin C. Das Vitamin hilft beim Einbau des Mineralstoffs in die Zähne und sorgt für die Festigkeit des Zahnfleischs.

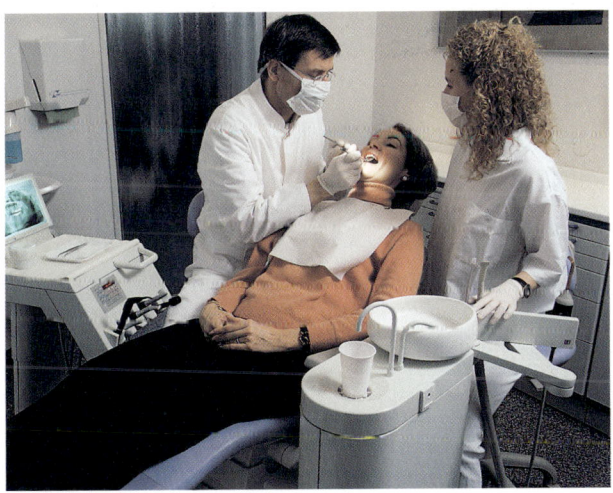

Mit einer Mikroalgenkur lassen sich die Folgen einer Zahnbehandlung ausbalancieren.

Anämie

Anämie (Blutarmut) äußert sich in Symptomen wie auffälliger Blässe, Schwindelgefühl, Ohrensausen und schneller Ermüdung. Auf die kleinste Anstrengung reagiert der Körper mit Herzklopfen und Kurzatmigkeit.
Zu den besagten Mangelerscheinungen kommt es vor allem durch Blutverlust bei Unfällen oder Operationen, infolge der weiblichen Regel oder durch stark blutende Hämorrhoiden.

Zur Wirksamkeit von Mikroalgen bei Blutmangelerkrankungen siehe auch den Abschnitt »Chlorophyll – das grüne Blut«, Seite 35!

Innerliche Anwendung

Eine dauerhafte Nahrungsergänzung mit Mikroalgen kann helfen, denn sie enthalten große Mengen von Chlorophyll, das im Körper in Hämoglobin umgewandelt wird. Ein weiterer Vorteil von Spirulina: Es enthält neben Eisen die Blut bildenden Vitamine B12 und Folsäure. Die reichlich vorhandenen Aminosäuren sorgen zudem dafür, dass das dem Körper zugeführte Eisen besser aufgeschlossen werden kann.

Augenprobleme

Die Netzhaut des Auges hat den höchsten Gehalt an Vitamin A im Körper. Die Anforderungen, die das moderne Leben an unsere Augen stellt, sind um ein Vielfaches gestiegen. So verwundert es nicht, dass der Bedarf an dem für die Augen so wichtigen Vitamin A um das 50fache gewachsen ist.

Innerliche Anwendung

Führt man dem Organismus mittels Mikroalgen reichlich Beta-Karotin – die Vorstufe des Augenschutzvitamins A – zu, so kann sich das positiv auf viele Augenprobleme wie nachlassendes Sehvermögen, Nacht- und Farbenblindheit und sogar grüner oder grauer Star auswirken. Auch dem schnellen Ermüden der Augen lässt sich durch die langfristige Einnahme von Spirulina entgegenwirken.

Bluthochdruck

In unserer vom Stress geprägten Zeit verwundert es kaum, dass immer mehr Menschen einen zu hohen Blutdruck (Hypertonie) haben.

Mit Hilfe von blutdrucksenkenden Mitteln gelingt es zwar meist, das Allerschlimmste – also einen Schlaganfall – zu verhindern. Der Preis ist aber eine starke Abhängigkeit von solchen Medikamenten: Setzt man sie ab, so steigt der Blutdruck sofort wieder an.

Angst, Ärger und Nervosität spiegeln sich im Blutdruck wider. So kann ein heftiger Streit den Blutdruck kurzzeitig auf 240/ 130 mmHg ansteigen lassen (Normalwert: ca. 120/80).

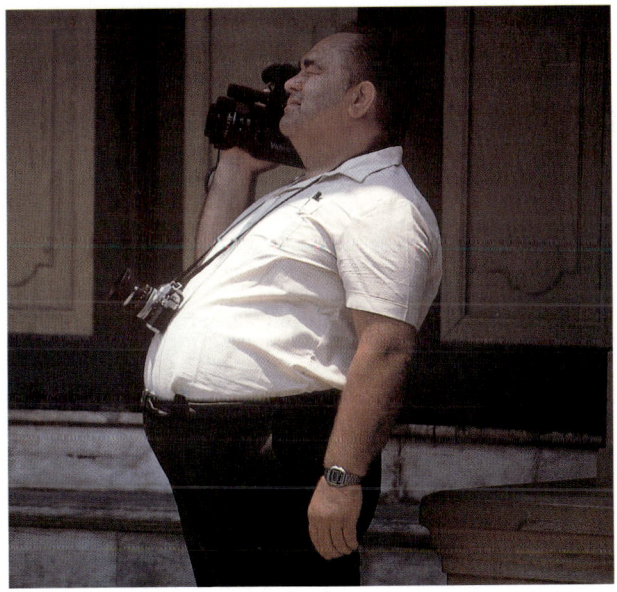

Wer unter zu hohem Blutdruck leidet, sollte auf alle Fälle versuchen, Übergewicht zu reduzieren.

Innerliche Anwendung

Mikroalgen sind wertvolle Spender von Linolsäure, die im menschlichen Körper nicht synthetisiert werden kann, und die mit der Stimulation der Prostaglandinausschüttung in Zusammenhang gebracht wird. Prostaglandine sind Hormone, die u. a. für die Steuerung des Blutdrucks zuständig sind. Eine Nahrungsergänzung mit Spirulina macht zudem die Zellwände geschmeidig und wirkt so der Hypertonie entgegen.

Wichtiger Bestandteil der Therapie bei Candidabefall ist die Antipilzdiät. Dabei werden vor allem isolierte Kohlenhydrate gemieden. Die organisch lebendige, naturreine Algennahrung ist bei dieser Diät eine große Unterstützung.

Candidainfektion

Ernährungsbedingt leiden immer mehr Menschen an einer geschädigten Darmflora, in der sich ein Hefepilz namens Candida albicans ausbreiten kann. Ist der Darm gesund, lebt dieser Pilz in einer natürlichen Symbiose mit den übrigen Darmbakterien, die dessen Wachstum in Schach halten. Werden diese jedoch durch Antibiotika oder Gärungssäuren dezimiert oder gar zerstört, kann der Pilz wuchern. Er durchdringt die Darmwände, gelangt über die Lymph- und Blutbahnen zu den inneren Organen und drosselt im wahrsten Sinn des Wortes unsere Lebensenergie.

Innerliche Anwendung

Gegenspieler der Candida sind alle Immunsystemstärker, also auch die Mikroalgen. Einen wertvollen Beitrag zur Zellreparatur leisten Beta-Karotin als Vorstufe von Vitamin A und die Gruppe der B-Vitamine, die in Spirulina neben allen lebensnotwendigen Aminosäuren und Mineralien in hoher Konzentration enthalten sind. Vertreiben Sie den Pilz also auf natürliche Weise – mit einer Spirulinakur.

Cholesterinerhöhung

Dass ein zu hoher Cholesterinspiegel die Gefahr eines Herzinfarkts oder Schlaganfalls deutlich erhöht, hat sich mittlerweile in weiten Kreisen der Bevölkerung herumgesprochen. In verschiedenen wissenschaftlichen Studien in Deutschland und Japan wurde nachgewiesen, dass der Dauerverzehr von vier Gramm Spirulina pro Tag – das sind etwa zehn Tabletten – den krankhaft erhöhten Cholesterinspiegel deutlich senken kann.

Cholesterin ist an sich ein lebensnotwendiger Stoff und wird vom Körper auch selbst hergestellt. Erst wenn es sich in den Gefäßen anlagert, wird es gefährlich.

Diabetes mellitus

Diabetes mellitus ist eine Stoffwechselstörung, die durch eine zu geringe Ausschüttung oder Funktion des Hormons Insulin entsteht. Insulin spielt eine wichtige Rolle bei der Umsetzung des in unserer Nahrung enthaltenen Zuckers in Glukose und deren Umwandlung in Energie. Fehlt das Hormon, wandelt der Körper statt des Zuckers nur die mit der Nahrung zugeführten Fette und Eiweiße um, um sich auf diese Weise mit der notwendigen Energie zu versorgen. So ist die Zuckerkrankheit auch eine Störung des Fett- und Eiweißstoffwechsels. Hauptsymptom von Diabetes mellitus ist ein erhöhter Blutzuckerspiegel und die so genannte Glukosurie, also die Zuckerausscheidung im Harn.

Innerliche Anwendung

In Japan wurde in einer klinischen Studie bestätigt, dass sich mit der Einnahme von Spirulina – 3-mal täglich 7 Tabletten – als Ergänzung zu einer strengen Diät unter Umständen eine Stabilisierung des Blutzuckerspiegels erreichen lässt. Gleichzeitig wurden im Rahmen der Studie eine Gewichtsreduktion sowie eine allgemeine

Steigerung des Wohlbefindens erzielt. Neben einer etwaigen blutzuckerstabilisierenden Wirkung liegt ein weiterer Vorteil der blaugrünen Mikroalge darin, dass sie dank ihres hohen Nährstoffgehalts die sonst oftmals kaum zu zügelnden Essensgelüste reduziert und es den Betroffenen auf diese Weise erleichtert, die verordnete Diät auch wirklich einzuhalten.

Diabetes tritt sehr oft in Verbindung mit Übergewicht auf. Schon aus diesem Grund ist für Betroffene eine gesunde Ernährung mit viel Obst, Gemüse und Vollkornprodukten und wenig Fett dringend angeraten.

Durchfall

Eine leichte Lebensmittelvergiftung, eine gerade bei Kindern häufig vorkommende fiebrige Erkältung oder auch der Genuss einer unverträglichen Speise: Was auch immer die Ursache des Durchfalls sein mag – Mikroalgen können dabei auf jeden Fall wertvolle Hilfe geben: Wer bei akutem Durchfall dauernd Spirulinatabletten lutscht oder in Gemüsesaft aufgelöstes Spirulinapulver trinkt, sollte das Schlimmste nach spätestens 24 Stunden überstanden haben. Ein weiterer Vorteil: Der hohe Vital- und Mineralstoffgehalt der Algen sorgt dafür, dass die als Begleiterscheinung auftretenden Elektrolyt-, Natrium- und Kaliumverluste innerhalb kürzester Frist ausgeglichen werden. Da der Körper bei Durchfall auch erhebliche Mengen an Flüssigkeit verliert, sollten Sie viel trinken!

Ekzeme

Selbst bei hartnäckigen Ekzemen lassen sich mit folgender Packung oftmals gute Erfolge erzielen: Kurmäßig jeden Tag 1 Esslöffel Spirulinapulver mit etwas Wasser zu einer Paste verrühren und auf die Haut auftragen. Nach etwa 1/4 Stunde mit einem feuchten Waschlappen abnehmen.

Frühjahrsmüdigkeit

Wenn sich die kalte und dunkle Jahreszeit ihrem Ende entgegenneigt, gehen viele von uns durch ein regelrechtes Stimmungstief. Wie gut, dass wir uns dann etwas von der wärmenden Energie der Sonne aus dem Vorratsglas holen können: Mikroalgen sind dank ihres hohen Chlorophyllanteils in der Lage, Sonnenlicht in reine Nahrung umzuwandeln, und zwar auf sehr viel effizientere Weise als jede andere Pflanze auf Erden.

Den hohen Wirkungsgrad, der bei diesem Prozess – der so genannten Photosynthese – erreicht wird, haben die Algen ihrer einfachen Struktur zu verdanken. Damit sind sie ein idealer Speicher für Sonnenlicht. Wenn Sie also die Frühjahrsmüdigkeit plagt, können Sie sich mit einer Spirulinakur wieder auf Trab bringen.

Ergänzend zu Mikroalgen können Sie bei Winterdepressionen Johanniskrautpräparate einnehmen. Diese erhöhen die Aufnahmebereitschaft des Körpers für Sonnenlicht.

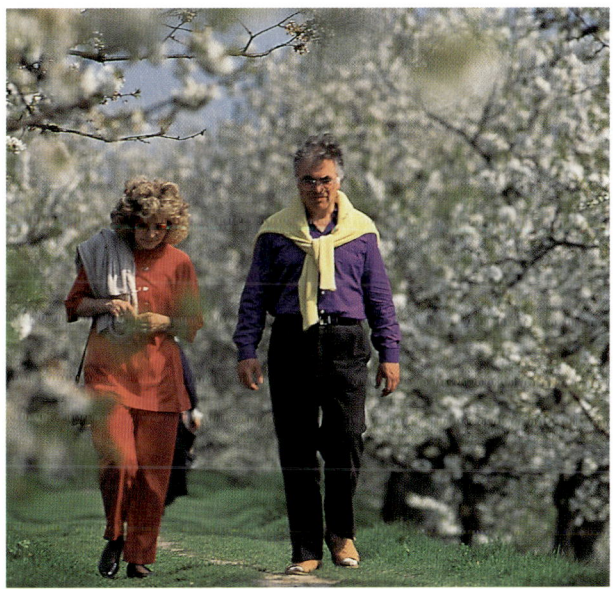

Ausgedehnte Spaziergänge sind ein ideales Mittel gegen die Frühjahrsmüdigkeit.

Fußpilz

Ob wir ihn uns nun im Schwimmbad, in der Sauna oder anderswo geholt haben – ist er einmal da, lässt er sich nur schwer wieder loswerden. Langes Leiden muss aber nicht sein, denn ein Spirulinafußbad vertreibt selbst hartnäckigen Fußpilz (Rezept siehe Seite 100f.). Um auf Nummer sicher zu gehen, sollten Sie während der Badekur den Körper auch von innen mit Spirulina stärken und die blaugrüne Alge entweder vermehrt beim Kochen einsetzen oder in Tablettenform schlucken.

Beim Lippenherpes handelt es sich um eine Virusinfektion. Symptom ist ein immer wiederkehrender juckender und nässender Bläschenausschlag vor allem an den Lippen und der Mundschleimhaut.

Herpes labialis

Ausgerechnet, wenn man etwas Wichtiges vorhat, spürt man es – dieses unangenehme Kribbeln, das einen Bläschenausschlag an der Lippe ankündigt. Ist er erst einmal ausgebrochen, kommt meist jede Hilfe zu spät, denn so ein Herpes ist in der Regel ausgesprochen hartnäckig und widersetzt sich jeder Behandlung. Wer gleich beim ersten Anzeichen damit beginnt, Spirulinatabletten zu lutschen – etwa 10 Stück direkt hintereinander –, der sorgt dafür, dass sich die Bläschen nicht so stark ausbilden können.

Jetlag

Gerade für Vielflieger ist es interessant zu wissen, dass die Mikroalge Spirulina dank ihrer stoffwechselanregenden und allgemein stärkenden Wirkung dem gefürchteten Jetlag entgegenwirkt. Ein gesunder, ausreichend mit Vitalstoffen versorgter Körper ist nun einmal wesentlich widerstandsfähiger und verkraftet die bei weiten Flügen unumgängliche Zeitverschiebung sehr viel besser. Auch hier gilt: öfter mal eine Tablette schlucken. Oder bereiten Sie Ihren Körper auf die Strapazen einer Reise vor, indem Sie prophylaktisch über einen längeren Zeitraum hinweg Spirulinatabletten oder -pulver zu sich nehmen.

Kater

Wer mit alkoholischen Getränken über die Stränge geschlagen hat, dem graut meist zu Recht vor dem nächsten Morgen. Der Kater lauert mit Kopfschmerzen und Übelkeit. Ein guter Tipp zur Vorbeugung: Noch vor dem Schlafengehen 10 Tabletten Spirulina mit reichlich Wasser (mindestens 2 Gläser) einnehmen! Das verhindert die schlimmsten Auswirkungen des Alkohols, denn das viele Wasser wirkt der Dehydratation entgegen, und Spirulina führt dem Organismus die Nährstoffe zu, die der Alkohol ihm geraubt hat. So braucht der Körper nicht mit den gefürchteten Symptomen zu reagieren. Auch am nächsten Tag gilt: viel trinken und mindestens 15 Tabletten Spirulina einnehmen.

Nach einer aktuellen US-Studie hilft bei Jetlag eiweißreiche Kost, zusammen mit Kaffee, um schnell wieder fit zu werden – kohlenhydratreiches Essen dagegen fördert einen erholsamen Schlaf nach dem Flug.

Krebserkrankungen

Mikroalgen, das sei vorweg gesagt, sind kein Mittel gegen Krebs! Wichtig in diesem Zusammenhang ist jedoch die Feststellung, dass 90 Prozent aller Krebserkrankungen ernährungs und umweltbedingt sind, wobei allein 35 Prozent ausschließlich auf das Konto der Ernährung gehen sollen.

Entscheidend für den Krankheitsverlauf – so weiß man heute – ist die Mobilisierung der körpereigenen Abwehrkräfte. Vor diesem Hintergrund wurden in den USA, in Japan und in Europa diverse Studien über mögliche positive Wirkungen einer unterstützenden Nahrungsergänzung mit Spirulina und Chlorella bei Krebspatienten durchgeführt – mit durchaus ermutigenden Ergebnissen.

Angesichts der Belastungen, denen die Patienten im Verlauf ihrer Behandlung ausgesetzt sind, erscheint eine zusätzliche Versorgung mit Nährstoffen sinnvoll. Die vitalisierende und entgiftende Wirkung der blaugrünen Mikroalgen kann dem Organismus helfen, mit den strapazierenden Nebenwirkungen von Chemo- und Strahlentherapie besser fertig zu werden.

Die Ergebnisse einer Reihe von neuen Studien lassen darauf schließen, dass eine gesunde Ernährung Tumorerkrankungen verhindern kann.

Leberbeschwerden

Erkrankungen der Leber sind in unserer modernen Industriegesellschaft auf dem Vormarsch. Ist die Leber erst einmal ernstlich geschädigt, kann man nicht mehr viel tun. Also liegt auch hier der Schwerpunkt auf der Vorbeugung.

Durch Mikroalgen wie Chlorella und Spirulina kann die Leberfunktion unterstützt und angeregt werden. So wirkt eine langfristige Nahrungsergänzung mit den kleinen Powerpaketen aus dem Wasser der Ablagerung von Cholesterin in der Leber entgegen, fördert die allgemeine Entgiftung des Organismus und mildert nach Alkoholkonsum dessen toxische Wirkung ab.

Hilfe auch bei Hepatitis

Wie japanische Forscher herausgefunden haben, kann Spirulina auch bei Hepatitis – der Entzündung der Leber – einen Beitrag zur Genesung leisten, wenngleich es gegen die virusbedingten Formen dieser Krankheit bislang kein wirksames Mittel gibt. Wirklich Erfolg verspricht einzig und allein strenge Bettruhe und eine bestimmte Diät, bei der vor allem auf eine erhöhte Zufuhr von Vitaminen und Proteinen geachtet wird. Erfolgt parallel dazu eine kurmäßige Anwendung der ebenfalls vitamin- und proteinreichen blaugrünen Biosubstanz (3-mal täglich bis zu 7 Tabletten), kann das nach Aussage des Forschungsteams den Heilungsprozess deutlich unterstützen.

Magenprobleme

Wenn uns in unserem Leben emotional Schwerverdauliches begegnet, kann uns das leicht auf den Magen schlagen: Er rebelliert und reagiert mit dumpfem Grollen auf das meiste, was man ihm an Nahrung zuführt. In solchen Zeiten bietet sich Spirulinakost an, denn kein pflanzliches Lebensmittel kann es an Verdaulichkeit mit den blaugrünen Winzlingen aufnehmen. Probieren Sie die Rezepte (siehe Seite 64ff.) aus!

Studie an Tschernobyl-Kindern

● Dass sich Mikroalgen auch positiv auf Entzündungen im Magen-Darm-Trakt auswirken, zeigt u. a. eine Studie, die 1996 im weißrussischen Minsk an Tschernobyl-Kindern durchgeführt wurde. Einer Gruppe von Kindern wurde über einen Zeitraum von drei Wochen hinweg eine Tagesdosis von zehn Mikroalgentabletten verabreicht.

● Neben einer Normalisierung des Blutbilds und einer Steigerung der Immunabwehr besserten sich dabei auch die bei fast allen Kindern diagnostizierten Erkrankungen des Magen-Darm-Trakts deutlich. Die Entzündungen gingen zurück, die Bauchschmerzen ließen nach, und der Appetit wurde wesentlich besser.

Chlorophyll beschleunigt die Wundheilung und gilt als ein natürliches Mittel zur Blutreinigung. Außerdem hat der Stoff, aus dem das grüne Blut der Pflanzen besteht, eine sterilisierende Wirkung und verhindert die Vermehrung von Bakterien. Mikroalgen sind eine der reichsten in der Natur vorkommenden Chlorophyllquellen.

Neurodermitis

Neben Hautrötungen, Schuppung, Nässen und Krustenbildung macht vor allem auch ein quälender Juckreiz dem Neurodermitiker das Leben schwer. Mit innerlichen und äußerlichen Anwendungen von Mikroalgen können Sie sowohl die Ursachen als auch die Symptome dieser Erkrankung bekämpfen.

Osteoporose

Osteoporose gilt in unserer modernen Zivilisationsgesellschaft als eine der Volkskrankheiten schlechthin. Sie entsteht durch den Entzug von Kalzium aus den Knochen. Zur Vorbeugung wird auch heute noch das Trinken von Kuhmilch empfohlen, doch diese enthält sehr viel Kaseineiweiß, das der menschliche Organismus nur schwer verarbeiten kann. Spirulina liefert nicht nur wesentlich besser verträgliches pflanzliches Eiweiß, sondern ebenso viel Kalzium wie Milch.

Osteoporose tritt zwar vor allem bei älteren Menschen auf, doch eine kalziumreiche Ernährung in jungen Jahren sorgt für eine gute Knochendichte und ist damit der beste Osteoporoseschutz im Alter.

Prämenstruelles Syndrom (PMS)

Einmal im Monat werden manche Frauen von den Begleiterscheinungen ihrer Menses geradezu schachmatt gesetzt. Neuere Untersuchungen führen das vor allem auf drei Faktoren zurück: Nährstoffmangel, Stress und zu wenig Bewegung. Ersterer lässt sich mit viel frischem Obst und Gemüse sowie durch eine Nahrungsergänzung mit Spirulina ausgleichen.

Gönnen Sie sich in dieser Zeit – wenn möglich – Ruhe. Verzichten Sie auf Kneipentouren, und genießen Sie stattdessen einen ruhigen, gemütlichen Abend daheim in der Badewanne.

Psoriasis

Ebenso wie die Neurodermitis ist auch die Psoriasis – die Schuppenflechte – oftmals von starkem Juckreiz begleitet. Hiervon sind jedoch in erster Linie Erwachsene betroffen – im europäischen Durchschnitt etwa ein bis zwei Prozent der Bevölkerung! Da die Psoriasis häufig in Verbindung mit Gicht und Diabetes mellitus auftritt, liegt die Vermutung nahe, dass es sich auch hier um eine Stoffwechselerkrankung handelt.

Vor diesem Hintergrund erklären sich die beachtlichen Erfolge, die bei Psoriasis mit Mikroalgen erzielt werden. Neben einer Umstellung auf vegetarische Vollwertkost können bei vielen Patienten innerlich mit einer Nahrungsergänzung durch Spirulina und äußerlich mit Spirulinapackungen (siehe Seite 102) deutliche Verbesserungen erzielt werden.

Das charakteristische Hautbild typischer Psoriasisherde zeigt sich in Rötungen mit silbrig glänzender Schuppung. Größe, Form, Ausbreitung und Ort dieser Herde sind individuell sehr unterschiedlich ausgeprägt.

Schwangerschaft und Stillzeit

Dass eine Frau in der Schwangerschaft für zwei essen sollte, hat sich längst als Ammenmärchen entpuppt. Doch Vitalstoffe braucht sie schon für zwei. Da ist eine Nahrungsergänzung mit Spirulina besonders wichtig. Ideal wäre es, vor einer geplanten Schwangerschaft eine Spirulinakur zu machen: Dabei werden all die Gifte ausgeschwemmt, die die Mutter sonst an ihr Kind weitergeben würde. Während der Schwangerschaft eingenommen, gewöhnt sich das Baby bereits im Mutterleib an die Mikroalgen, und so schmecken sie ihm auch nach der Geburt. Auch bei der Übelkeit, die manche Frauen in den ersten Wochen der Schwangerschaft überfällt, hat sich ein Glas Spirulinawasser morgens auf nüchternen Magen bewährt.

Übergewicht

In den USA und in Japan wurden umfangreiche Studien über die gewichtsreduzierende Wirkung von Mikroalgen durchgeführt. Dabei zeigte sich, dass wir es hier zwar nicht mit einer Superschlankheitspille zu tun haben, dass Mikroalgen den Stoffwechsel aber auf andere Weise positiv beeinflussen können.

Wenn die Energiebilanz nicht stimmt, setzen wir Fett an. Das bedeutet: Verbrauchen wir weniger als wir aufnehmen, dann wird die überschüssige Energie im Körper gespeichert und zeigt sich mehr oder weniger sichtbar als Übergewicht.

So unterstützt Spirulina Ihre Diät

Reduktionsdiäten sind generell deshalb so schwer einzuhalten, weil darin Dickmacher rigoros gestrichen werden und die Menge der Nahrungsaufnahme drastisch beschränkt wird. Spirulina unterstützt den Durchhaltewillen und damit die Erfolgsaussichten einer Diät auf zweifache Weise:

▶ Zum einen scheinen die in Spirulina enthaltenen Nährstoffe direkt auf die Neurotransmitter im Gehirn zu wirken, die unseren Ehrgeiz, unsere Stimmungen und unseren Appetit kontrollieren. Besonders die Aminosäuren Phenylalanin und Tyrosin scheinen die Gehirnchemie in dieser Hinsicht positiv zu beeinflussen, doch auch andere Aminosäuren wirken sich vorteilhaft auf unseren Gemütszustand, das subjektive Wohlbefinden und auf unser Hungergefühl aus.

▶ Zum anderen liefert Spirulina große Mengen von Eiweiß, das dank seiner guten Bioverfügbarkeit vom Körper schnell umgesetzt werden kann, sowie Polysaccharide, die den Blutzuckerspiegel stabilisieren und das berühmt-berüchtigte »Elf-Uhr-Loch« abfangen.

Es könnte wie ein Widerspruch anmuten, dass Spirulina einerseits Diabetikern zur Senkung, Reduktionsköstlern andererseits zur Anhebung des Blutzuckerspiegels empfohlen wird. Doch gerade an diesem Punkt wird deutlich, dass wir es hier eben nicht mit einem Arznei-mittel zu tun haben, das in der Regel nur in einer Richtung wirkt. Spirulina ist vielmehr ein Nahrungsmittel und führt dem Körper in ausreichender Menge die Vitalstoffe zu, die er braucht, um richtig funktionieren zu können. Abweichungen von der Norm – ob nach oben oder unten – können so vom Organismus selbst auf natürliche Weise ausgeglichen werden.

Übersäuerung

Glaubt man den Statistiken, so sind 90 Prozent aller Erwachsenen übersäuert. Was heißt das? Wenn wir Nahrung aufnehmen, wird diese vom Körper in Energie umgesetzt. Bei diesem Prozess werden als Abfallprodukte Wasserstoffionen freigesetzt, die sich mit Sauerstoff verbinden und dann ins Blut gelangen, von wo aus sie über die Nieren ausgeschieden werden. Bleiben zu viele dieser Ionen im Blut, so sprechen wir von einer Übersäuerung. Für die Ausscheidung der steigenden Anzahl von Wasserstoffionen wird mehr und mehr Sauerstoff beansprucht, so dass dieser dem Körper entzogen wird. Als Folge stellen sich Müdigkeit, Lustlosigkeit und Infektanfälligkeit bis hin zu ernstlichen Krankheiten ein.

Innerliche Anwendung

Eine wesentliche Ursache für die Übersäuerung des Organismus ist mineralstoffarme Ernährung. Da Spirulina reichlich Mineralien und Spurenelemente enthält, ist sie ein ideales Mittel, um der Übersäuerung entgegenzuwirken und die Widerstandskraft gegenüber Krankheiten sowie das allgemeine Wohlbefinden zu stärken. Ergänzen Sie Ihre Nahrung daher mit Spirulina.

Für das Säure-Basen-Gleichgewicht des Organismus ist die Ernährung entscheidend. Statt Säure bildenden Nahrungsmitteln wie Fleisch und Weißmehrprodukten sollten mehr Obst, Gemüse und Kartoffeln gegessen werden, die Basen bildend wirken.

Verstopfung

Bei ballaststoffarmer Ernährung setzen sich im Darm Schlacken fest, die auf lange Sicht zu Verstopfung, beeinträchtigter Nährstoffabsorption und sogar Darmkrebs führen können. Spirulina ist ein Stoffwechselaktivator, der die Verbrennung von Schlacken bildenden Substanzen fördert, die Darmperistaltik anregt und die Sekretion von Verdauungssäften fördert. Chlorella mit ihrem hohen Zelluloseanteil ist ballaststoffreich und bindet Giftstoffe im Darm. So tragen beide zu einer Aktivierung des Verdauungsapparats bei und helfen oft selbst bei chronischer Verstopfung.

Zusätzliche Maßnahmen bei Verstopfung: viel Bewegung und eine ballaststoffreiche Ernährung mit reichlich Obst, Rohkost und Vollkornprodukten. Besonders hilfreich sind auch Leinsamen und Weizenkleie.

Wunden

Wenn anaerobe Bakterien – d. h. Bakterien, die unter Ausschluss von Sauerstoff gedeihen und bei Kontakt damit absterben, wie beispielsweise die Tetanuserreger – in eine offene Wunde gelangen, so entsteht ein ausgesprochen unangenehmer Geruch, der durch Chlorophyll unterbunden wird. Gleichzeitig hat der grüne Farbstoff eine sterilisierende Wirkung und verhindert die Vermehrung von Bakterien. Neben der infektionshemmenden Wirkung regt er außerdem das Zellwachstum an. Ein weiterer Vorteil: Chlorophyll trocknet Wunden aus und vermindert die Sekretbildung.

So wirken Mikroalgen

Wegen ihres hohen Anteils an Chlorophyll sind Mikroalgen die Superstars unter den natürlichen Wundheilmitteln. Doch lange Zeit schlummerte dieses Talent im Verborgenen. Im Prinzip wurde zwar bereits in den fünfziger Jahren in Laborversuchen der Nachweis erbracht, dass Chlorophyll die Zellteilung anregt. Aber da man damals noch nicht über die notwendigen Apparaturen zur Trennung des Chlorophylls von anderen pflanzlichen Pigmenten verfügte, schrieb man die beobachtete Wirkung dem Karotin zu. Erst später wurde entdeckt, dass das im Chlorophyll enthaltene Magnesium eine ausschlaggebende Rolle bei der Wundheilung spielt.

Schadensbegrenzung nach Operationen

Chirurgische Eingriffe bedeuten für den Organismus Stress. Um die psychische und physische Belastung verarbeiten zu können, braucht er vermehrt Vitamine, Mineralstoffe sowie Amino- und Fettsäuren.

Will man den Körper vorbereiten, empfiehlt es sich, bei geplanten Operationen bereits 2 Wochen vor dem angesetzten Termin mit einer Spirulinakur zu beginnen (3-mal täglich 5 Tabletten). Besonders das hochwertige Eiweiß der Mikroalgen ist jetzt gefragt: Bei schweren Eingriffen werden im Körper große Mengen von Proteinen abgebaut, so dass der Bedarf auf das Doppelte bis Dreifache ansteigen kann.

Bei allen Wunden ist eine gründliche Reinigung nötig, um das Eindringen von Krankheitserregern zu verhindern. Bei Schürfwunden ist dies noch wichtiger als bei Schnittwunden, da hier durch die starke Blutung die Wunde bereits etwas freigespült wird.

Innerliche und äußerliche Anwendung

● Bei Verletzungen aller Art ist die Einnahme von Mikroalgen anzuraten. Führen Sie dazu gezielt eine Kur mit Tabletten oder Pulver durch.

● Bei Schnittwunden wirkt zusätzlich ein Umschlag mit Mikroalgen wahre Wunder.

● Für die äußerliche Anwendung mischen Sie etwas Spirulinapulver mit Wasser an, streichen die Paste auf die betroffene Hautstelle und bedecken sie mit einer Mullbinde. Dieser Verband stillt die Blutung, zieht die Wunde zusammen und beugt Infektionen vor.

Bezugsquellen

Hierzulande sind Mikroalgen seit Anfang der achtziger Jahre im Handel. Pionierarbeit auf diesem Gebiet leisteten Elisabeth und Richard Hau, die Spirulina in Deutschland, Österreich und der Schweiz als allererste auf den Markt brachten. Die beiden sind nach wie vor stark engagiert für die Vitalstoffe aus Wasser und Sonne und haben eine ganze Reihe von Mikroalgenspezialitäten entwickelt. So bieten sie als einzige eine Spirulinahautpflegeserie an.

Hau-Produkte sind über folgende Anschriften zu beziehen:

Deutschland
Sanatur GmbH, Georg-Fischer-Straße 40a, 78224 Singen,
Tel. 0 77 31/87 83-0,
Fax 0 77 31/87 83 81
Österreich
Life Light Naturwaren GmbH,
Rohrbrunn 53,
A-7572 Deutsch-Kaltenbrunn,
Tel. 0 33 83/3 31 00
Schweiz
Vita Concept AG, Hadwigstraße 6a,
CH-5000 St. Gallen,
Tel. 0 71/2 44 01 75

Außerdem erhalten Sie Spirulina und Chlorella in Bioläden, Reformhäusern, Apotheken sowie im Versandhandel, z. B. bei:

Brigitte Versand, Johannesstraße 118, 73614 Schorndorf,
Tel. 0 71 81/7 32 92
greenValley GmbH, Grüntaler Straße 156, 13359 Berlin,
Tel. 0 30/4 93 50 55
Keimling Naturkost GmbH, Bahnhofstraße 51, 21614 Buxtehude,
Tel. 0 41 61/5 11 60
Pura Vita Naturwaren, Ölbergweg 12, 82205 Gilching,
Tel. 0 81 05/2 39 54, Fax 0 81 05/40 24
Udo Rosenboom, Naturwarenversand, Postfach 2007, 26603 Aurich,
Tel. und Fax 04 94/95 99 49
Spira Verde, Römerstraße 4,
63546 Hammersbach,
Tel. 0 61 85/27 42,
Fax 0 61 85/27 44
Vita Cron & Co. Austria, Haller Straße 165, A-6020 Innsbruck,
Tel. 05 12/26 26 94,
Fax 05 12/26 26 98

Leser- und Bestellservice:
Galerie fit & gesund – Der Gesundheitsladen, Mittelweg 19,
20148 Hamburg,
Tel. und Fax 0 40/4 10 65 19

Über die Autorin

Ulla Rahn-Huber ist seit vielen Jahren als Übersetzerin und freie Autorin im Bereich des ganzheitlichen Lebens und Heilens tätig. Außerdem setzte sie sich intensiv mit alternativen Heilmethoden und gesunder Ernährung auseinander und hält zum Thema auch Seminare und Vorträge.

Literatur

Lützner, Dr. Hellmut: Fasten. Gräfe und Unzer Verlag. München 1996
Neumann, Halima: Stop der Azidose, Allergien und Haarausfall. Fürhoff-Verlag. 4. Auflage, Starnberg 1991
Salvesen, Christian: Blaugrüne Algen. Fit fürs Leben Verlag. Ritterhude 1997

Das Internet bietet Interessierten umfassende aktuelle Informationen zum Thema »Mikroalgen«.

Hinweis

Das vorliegende Buch ist sorgfältig erarbeitet worden. Dennoch erfolgen alle Angaben ohne Gewähr. Weder Autorin noch Verlag können für eventuelle Nachteile oder Schäden, die aus den im Buch gemachten praktischen Hinweisen resultieren, eine Haftung übernehmen.

Bildnachweis

All over, Kleve: 42 (N.N.); Bilderberg, Hamburg: 18 (W. Volz), 21 (M. Engler); Das Fotoarchiv, Essen: 115 (Dirk Eisermann); IFA-Bilderteam, Taufkirchen: 109 (Rheinländer); Image Bank, München: 45 (Jacques Cochin); Kargl Ch./Schoenenburg U., München: U1; Sanatur GmbH, Singen: 8, 14, 16; Südwest Verlag, München: 1, 4, 40, 48, 62, 70, 92, 100, 104 (Kargl/Schoenenburg), 6 (D. Parzinger), 55 (Matthias Tunger), 58 (Michael Nagy), 79 (Karl Newedel), 84 (Rainer Hofmann), 96 (Jump/K. Vey); Tony Stone, München: 28 (D. Madison), 90 (PT Santana); Transglobe, Hamburg: 111 (G.P. Reichelt)

Impressum

© 1999 Südwest Verlag GmbH in der Verlagshaus Goethestraße GmbH & Co. KG, München

Alle Rechte vorbehalten. Nachdruck – auch auszugsweise – nur mit Genehmigung des Verlags.

Redaktion:
Ruth Gelfert
Projektleitung:
Dr. Alex Klubertanz
Redaktionsleitung
und medizinische
Fachberatung:
Dr. med. Christiane Lentz
Bildredaktion:
Sabine Kestler
Produktion:
Manfred Metzger
Umschlag:
Manuela Hutschenreiter,
München
Layout:
Wolfgang Lehner
DTP:
Matthias Liesendahl

Printed in Italy
Gedruckt auf chlor-
und säurearmem Papier

ISBN 3-517-08053-5